병 안 걸리는 사람들의 3법칙

잠, 호르메시스, 반신욕이 암을 이긴다

병 안 걸리는 사람들의 3법칙

잠, 호르메시스, 반신욕이 암을 이긴다

펴   냄   2008년 9월 5일 1판 1쇄 박음 │ 2014년 12월 15일 2판 1쇄 펴냄

지 은 이   아보 도루

옮 긴 이   박인용

펴 낸 이   김철종

펴 낸 곳   (주)한언
          등록번호 제1-128호 / 등록일자 1983. 9. 30

주   소   서울시 종로구 삼일대로 453(경운동) KAFFE빌딩 2층(우 110-310)
          TEL. 02) 723-3114(대) / FAX. 02) 701-4449

책임편집   오상희

디 자 인   표지_이찬미, 본문_양미정

마 케 팅   오영일

홈페이지   www.haneon.com

e-mail   haneon@haneon.com

ISBN   978-89-5596-709-8 03510

병 안 걸리는 사람들의 3법칙

잠, 호르메시스, 반신욕이 암을 이긴다

아보 도루 지음 | 박인용 옮김

한ℓ

내 몸의 면역력을 높여 질병을 예방하는 비법만 알면
평생 병 안 걸리고 건강하게 살 수 있습니다.

책머리에

노구치 히데요(1876~1928, 일본의 세균학자로 매독균을 발견했다)를 동경해 의사가 되기로 결심한 이후, 환자들을 위해 의사로 살아온 지 벌써 40여 년의 세월이 흘렀습니다. 나는 의사가 된 후에도 그 분이 행한 봉사와 사명을 잊지 않으려고 했습니다. 하지만 도호쿠 대학을 졸업하고 2년간의 수련의 시절에 15명의 암환자를 담당하던 시절은 정말 참담했습니다. 환자들은 아무리 치료해도 낫지를 않았습니다. 치료는커녕 강한 항암제를 사용하였더니 손 쓸 사이도 없이 죽어갔습니다. 나는 좌절할 수밖에 없었습니다. 스스로의 무능력에 절망하고 무기력해졌으며, 과연 이렇게 해서 환자를 치료할 수 있을까 하고 현대 의학에 의문마저 품었습니다.

하지만 시간이 지날수록 마음속에는 '질병을 치료하자', '아픈 사람이 더 이상 생기지 않게 하자' 는 결심이 생겼습니다. 지금 생각하면 그것은 커다란 전환이었습니다. 현대 의학으로도 치료할 수 없었던 환자들을 만난 것이 면역학을 연구하기 시작한 계기가 된 것입니다. 덕분에 질병의 근본적인 원인은 자율신경의 균형에 있다는 것을 밝힐 수 있었으니까요. 그리고 질병은 우리가 몸 속에 가지고 있는 면역력으로 이겨낼 수 있다는 놀라운 사실을 알게 되었습니다. 이것은 우리가 살아가는 방법과도 관계가 깊습니다. 그렇게 원인을 알고 난 후 지금까지는 어떻게 하면 질병을 치료할 수 있는지, 그 방법에 대해 좀 더 많은 연구를 하고 있습니다.

이 책에 등장하는 호르메시스(Hormesis)도 그 가운데 하나입니다. 호르메시스란 미량의 방사선이 가지고 있는 유익한 작용입니다. '호르메시스' 라는 말은 2005년 '미량 방사선 호르메시스' 라는 기사에서 처음으로 알게 되었습니다. 의학 잡지인 《미크로스코피아(Microscopia)》(니가타 대학 명예교수 후지타 쓰네오 편)와 《자연식 뉴스》에 나온 것인데, 많은 양을 사용하면 아주 해롭지만 적은 양을 사용하면 도움이 됩니다. 주변에 알려진 것으로는 라듐(Radium)온천이 있죠. 호르메시스와 라듐 온천은 3장에서 자세히 다룰 것입니다. 방사선은 분명 우리 주변의 자연계에 존재하고 있습니다. 방사선이라고 하면 위험하다고 생각해 꺼리는 사람도 많지만 최근에는 방사선, 그 중에서도 자연계에 있는 미량 방사선은 몸을 활성화한다는 연구 결과가 있습니다. 방사선 그 자체는 나쁘다고 생각할 것이 아니므로 선입견 없이 책을 보기 바랍니다.

물론 미량의 방사선이 좋다고 하여 암 치료에 사용하는 매우 강력한 수준의 방사선 치료를 말하는 것은 아닙니다. 암조차도 죽이는 방사선 치료는 주위의 정상 세포까지 죽이기 때문에 면역을 높이는 미량의 방사선과는 전혀 다릅니다.

이 책에서는 이러한 호르메시스나 체온 그리고 수면이 면역력과 어떤 관계를 이루는지를 처음으로 정리했습니다.

무엇보다 많은 사람들이 질병을 예방하고 치료하는 면역력에 관심을 가지고, 생활 속에서 스스로 면역력을 높이는 방법을 활용하여 건강해지기를 진심으로 바라는 마음입니다.

CONTENTS

Part.1

면역의 힘

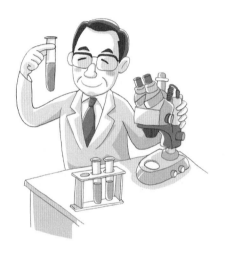

우리 몸의 면역력은 자율신경(교감신경·부교감신경)과 미묘한 관계를 맺고 있습니다. 자연에 거스르는 생활방식은 면역력이 떨어지거나 높아지도록 만드는데, 이것은 곧 질병을 일으키는 원인이 됩니다.

1 면역의 힘

첫번째 재산은 건강이다.
– 에머슨(1803~1882, 미국의 철학사)

말을 삼가며 그 덕을 기르고, 음식을 절제하여 몸을 보양한다.
이런 평범한 것이 실은 덕을 쌓고 건강을 유지하는 길이다.
– 《근사록》 (중국 송나라 때 신유학의 생활 및 학문 지침서)

백혈구가 만드는 면역 시스템

우리 몸속에는 질병을 예방하고 질병과 싸우는 면역력이 갖춰져 있습니다. 면역력이란 건강하게 살아가기 위한 몸속의 힘입니다.

면역 시스템의 환상적인 호흡
면역 시스템에는 두 가지가 있습니다. 태어나면서부터 가지고 있는 '자연 면역'과 살아가면서 후천적으로 힘을 얻는 '획득 면역'입니다. 자연 치유력이라고도 할 수 있는 자연 면역은 세균의 침입을 막아 주고 암세포와 같이 비정상적인 세포를 감시합니다. 획득 면역은 홍역이나 유행성 이하선염과 같은 바이러스에 감염된 경우에 작동합니다. 주된 임무는 병원균과 맞서 싸우고, 싸웠던 적은 확실히 기억하는 것입니다. 같은 병원균이 침입했을 경우 재빨리 알아차리고 공격하기 때문에 같은 질병에 두 번 다시 걸리지 않게 되죠.

이렇게 몸 안에서는 적이 침입하면 우선 자연 면역이 작용하고, 적에 이기지 못할 경우 획득 면역이 나서게 됩니다. 환상의 복식조처럼 찰떡 호흡으로 움직이는 두 면역 체계 덕분에 몸 안팎의 적에 대처하며 건강을 지킬 수 있는 것입니다.

면역력의 주인공은 백혈구입니다. 주로 혈액 속에서 몸에 침입한 바이러스, 병원균이나 알레르기 물질을 쉬지 않고 찾아 없애거나 싸움을 펼칩니다. 백혈구는 한 종류의 단일체가 아니라 약 60%의 과립구, 약 35%의 림프구, 그리고 약 5%의 대식세포 등으로 팀을 이루고 있습니다. 백혈구의 여러 무리가 각각 자신 있는 분야를 담당하여 활약하고 있는 셈입니다. 그럼 백혈구의 환상적인 팀 플레이를 살펴볼까요?

대식세포는 면역 시스템의 사령탑과 같습니다. 적을 제일 먼저 발견하여 통째로 집어삼키는 먹보 세포로, 과립구나 림프구에게도 적의 침입 사실을 알려 줍니다.

과립구는 주로 대장균이나 바이러스 등 세균 중에서도 비교

적 크기가 큰 세균과의 싸움을 담당합니다. 적을 에워싸고 활성
산소(몸속에 발생하는 유해산소. 노화와 병의 원인이 됨)를 마구 뿌
려댑니다. 그 결과 우리 눈으로 확인할 수 있는 화농성 염증(고
름이 나오는 염증)이 생기게 되죠. 여드름의 고름이나 녹색 콧물
이 나오는 것은 과립구와 세균이 치열하게 싸운 증거입니다. 과
립구의 시체인 셈이죠.

림프구는 작은 크기의 꽃가루나 바이러스를 담당합니다. 싸
움을 할 때 명령을 내리는 사령관인 헬퍼T세포, 대식세포로부
터 적의 정보를 받아 적과 직접 싸우는 킬러T세포, 적에 따라 항
체를 만들어 싸우는 B세포와 힘을 합쳐 싸웁니다. 암세포처럼
변이된 세포를 처치하는 NK세포(자연면역세포. 원래 면역력보다
몇 백배 증가된 세포로, 스스로 암세포를 감지하고 파괴함)나 시간이
흐름에 따라 수가 증가하는 가슴샘외분화T세포(장이나 간에서
만들어지며 가슴샘에서 분비됨) 등으로 세포를 감시해 형질이 달
라진 변이 세포를 처치합니다.

면역력의 힘

예방접종은 바로 헬퍼T세포, 킬러T세포, B세포 등 획득 면역
의 구조를 활용한 것입니다. 소아마비나 결핵, 일본뇌염 등의 예
방 접종은 바이러스나 세균을 약화시킨 백신을 몸속에 미리 접종
하는 것이죠. 질병에 따라 각각 다른 항체를 만드는 B세포는 질

병을 예방하거나 몸속에 들어온 병원균을 처리합니다.

　물론 독감 바이러스와 같이 백신의 효과가 전혀 먹히지 않는 것도 있습니다. 독감은 예방주사를 맞고 약을 먹어도 우리를 끊임없이 괴롭힙니다. 독감 바이러스가 약삭빠르게 조금씩 유전자를 바꾸면서 수를 늘리기 때문입니다. 그렇게 끈질기게 살아남으니 아무리 대책을 세우더라도 해마다 유행하는 것입니다. 또한 에이즈(AIDS: 후천성 면역부전 증후군)와 같이 면역 시스템 자체를 망가뜨리는 질병도 있습니다.

　에이즈의 원인인 HIV바이러스는 보통의 바이러스와는 증식 방법이 다릅니다. 이 바이러스는 사령관인 헬퍼T세포 속에 자기가 마치 유전자인 것처럼 침입합니다. 헬퍼T세포가 늘어나려고 하면 할수록 반대로 HIV바이러스가 늘어나게 되죠. 침입을 받은 헬퍼T세포는 꼼짝없이 잡혀 지령을 내리지 못하기 때문에 공격을 담당하는 킬러T세포, B세포도 활동을 할 수가 없게 됩니다. 그 결과 백혈구는 공격 능력을 잃어버리고 여러 가지 합병증을 일으킵니다.

　의료 기술이 발달하면서 오히려 면역력이 문제가 되는 경우도 있습니다. 바로 최근 많은 이들이 관심을 가지고 있는 장기 이식입니다. 우리들의 세포 하나하나에 있는 MHC(단백질 분자 유전자. 개인의 특성을 드러내는데 필요한 인체의 신분증명서)의 기본 배열은 사람마다 다릅니다. 사람의 장기 역시 각각 다른

MHC를 가지고 있습니다. 그래서 장기 이식을 할 때 내 몸은 이식된 장기를 나와는 다른 적으로 생각하고 공격합니다. 그 결과 거부 반응이 나타나는 것이죠. 이식 후에는 면역 억제제를 계속 사용하는데, 문제는 이 면역 억제제로 인해 다른 질병에 걸리기 쉬워진다는 것입니다. 면역력 덕택에 건강을 유지하지만, 장기 이식의 필요성이 있는 중병의 경우는 반대로 면역력 때문에 장기를 거부하는 반대 현상이 생기는 것입니다.

면역력은 모든 사람이 가지고 있는 소중한 힘입니다. 수억 년에 걸쳐 인류에게 끊임없이 전해진 생명의 힘이죠. 질병을 만들어 내는 것은 자기 자신입니다. 그리고 질병을 치료하는 가장 빠른 길은 질병의 근본적인 원인을 알고 스스로의 면역력을 활용하는 것입니다. 그래서 면역력을 중시하지 않는 최첨단 치료법에는 의문이 생깁니다.

가장 중요한 것은 백혈구 속의 과립구와 림프구의 비율인데, 이것은 항상 일정한 것이 아닙니다. 많아지기도 하고 줄어들기도 하면서 살아가거나 건강을 유지하는데 영향을 미치고 있죠. 병원에서 간단하게 백혈구 분획 검사를 할 수 있으니, 이를 자신의 건강 상태를 확인하는 하나의 기준으로 삼는 것도 좋을 것입니다.

백혈구

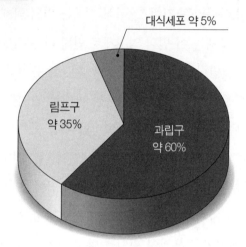

대식세포 약 5%

림프구
약 35%

과립구
약 60%

대식세포

● **자연 면역(항원 제시)**
아메바처럼 돌아다닌다. 무엇이든 먹는 탐식 능력을 가졌다.
과립구나 림프구에 적의 침입을 알리고 림프구가 활동한 뒤
시체를 정리한다. 적의 정보를 헬퍼T세포에 전달한다.

과립구

● **자연 면역**
호중구, 호산구, 호염기구의 세 종류.
호중구는 80% 이상 차지하는 대식세포가 진화한 것.
탐식 능력, 활성산소를 방출하며 살균 능력이 있다.
대형 세균을 삼켜 화농성 염증을 일으킨다.
시체는 고름이 된다.

T세포

가슴샘(Thymus)에서 만들어진다.

● **획득 면역**

헬퍼T세포:

공격 대상인 적을 인식하는 사령관. 동료들에게 적의
정보를 전달하는 물질 사이토카인을 내어 B세포,
킬러T세포에게 지령을 내린다(Th1, Th2가 있다).

킬러T세포:

적을 분해하는 효소 퍼포린(Perforin)
을 섞어 세포마다 중화시킨다.

서프레서T세포(suppressor T cells):

싸움이 끝났음을 알려 킬러T세포의 공격을 중지시킨다.

B세포

● **획득 면역**(항원 제시)

헬퍼T세포의 지령을 받아 항체,
면역 글로블린을 만든다.(IgM, IgA, IgE)

가슴샘외분화T세포

● **자연 면역**

가슴샘 이외에서 만들어져 몸속의 세포를
감시하고 변이한 세포를 중화시킨다.

NK세포(내추럴 킬러 세포)

● **자연 면역**

암세포를 공격하는 대형 세포. 적을 삼키는 경우도 있다.
그랜자임(granzyme)이라는 효소를 뿌린다.

면역력을 좌우하는 자율신경

당뇨병이나 암 등 질병을 일으키는 원인은 유전자에 있다고 주장하는 의사도 있습니다. 하지만 어떠한 생물도 이 세상에 태어난 이상은 살아갈 수 있도록 만들어져 있습니다. 아픈 사람이 그처럼 많은 것은 유전자 때문이 아니라 우리가 무리한 생활을 하고 있기 때문입니다.

자율신경 시소의 움직임

나는 약 10년 전에 외과의사인 후쿠다 미노루(福田稔)와 공동 연구를 통해 '백혈구의 자율신경 지배의 법칙'을 발견했습니다. 자율신경이 제대로 작동하지 않으면 백혈구 속에 있는 림프구와 과립구의 균형이 망가지고, 이것이 결국 면역력을 떨어뜨려 질병을 일으킨다는 법칙입니다.

자율신경이란 60조 개나 되는 몸의 세포를 조절하고 있는 중요한 신경입니다. 자신의 의사와는 상관없이 항상 작동하고 있죠. 면역계뿐만 아니라 내분비계(여러 기관들이 제대로 움직일 수 있게 하는 호르몬을 분비·생산하는 조직들)에도 영향을 미쳐 우리 몸이 병에 걸리지 않도록 합니다.

자율신경에는 교감신경과 부교감신경이 있습니다. 서로 반대 작용을 하는 이 둘은 잠시도 쉬지 않고 시소처럼 움직입니다. 한쪽이 위로 올라가서 활동하면 한쪽이 밑으로 내려가게 되어 있죠. 만약 교감신경과 부교감신경의 균형이 무너져 시소의 움직임이 심한 사람은 몸의 상태가 무너져 가는 것입니다. 그리고 어느 쪽인가에 치우친 상태가 오래 계속되면 체온과 면역력이 떨어져 병에 걸립니다. 이 자율신경 시소가 오르내리는 작용은 이 책 전반에 걸쳐 계속 등장합니다. 그만큼 자율신경 시소의 움직임은 무척 중요합니다.

교감신경과 부교감신경

교감신경은 낮 동안 우리들이 활동하고 있을 때나 흥분하고 있을 때 활동합니다. 필요한 산소를 몸속으로 보내려고 하면 우리는 심장의 움직임이나 호흡을 빨리 하여 혈압(심장에서 혈액을 밀어낼 때 혈관 내에 생기는 압력)을 올리거나 혈액의 흐름을 더욱 활발하게 합니다. 그러면 혈관이 수축하게 됩니다. 자율신경의 시소에서 교감신경이 위에 있는 상태는 과로하거나 고민이나 걱정 등 스트레스가 많은 것입니다. 그러면 부신(좌우의 콩팥 위에 있는 내분비샘)으로부터 아드레날린이라는 호르몬이 많이 나옵니다. 아드레날린은 혈관을 수축시키기 때문에 온몸에서 혈액의 흐름이 잘 이뤄지지 않고 세포에 필요한 산소나 영양을 몸속에 골고루 전달하지 못합니다. 이 상태에서는 병원균이 몸에 들어오기 쉽죠. 그래서 아드레날린을 더 많이 내보내 적을 막을 수 있는 과립구를 늘리는 것입니다.

그러나 과립구가 지나치게 늘어나면 활성산소를 방출합니다. 이 활성산소는 주변의 정상 세포를 점점 산화시킵니다. 그리고 염증을 일으켜 파괴하는데 이것이 곧 질병이 생기는 원인입니다. 크기가 큰 적들을 처리하는 과립구는 늘어나는 반면 작은 크기의 적들을 처리하는 림프구는 줄어드는 것이죠. 그러니 크기가 작은 적이 들어왔다 해도 처리 능력이 제대로 작동하지 않아 면역력이 떨어집니다. 그래서 교감신경이 시소 위에 있는 불균형 상태에서는 위·십이지장 궤양 등 염증계의 질병이나 통증을 동반하는 질병, 심한 경우에는 암이 발생할 수가 있습니다.

부교감신경은 밤에 잠을 잘 때나 밥을 먹을 때, 웃을 때 작용합니다. 심장을 천천히 움직여 편안하게 하고, 혈관을 확장시켜 혈액이 원활하게 흐르도록 합니다. 자율신경 시소에서 부교감신경이 위에 있는 것은 스트레스가 없는 즐겁고 느긋한 상태인데 이때는 면역이 지나치게 반응하면서 아세틸콜린이라는 호르몬을 분비합니다. 분비된 아세틸콜린은 혈관을 더욱 확장시키면서 많은 양의 혈액이 필요하게 됩니다. 그러면 피의 흐름이 나빠져 순환 장애가 생기고 체온이 낮아지게 되죠. 또 소화 과정에서 몸에 좋지 않는 물질이 생기면 이를 처리하기 위해서도 아세틸콜린이 분비됩니다. 교감신경이 위에 있을 때와는 반대로 림프구가 증가하고 과립구가 감소하게 되죠. 그러니 과립구가 본래 처리해야 하는 커다란 적, 즉 림프구에게는 적이 아닌 것에까지 과민 반응하는 것입니다. 그 결과 화분증(꽃가루가 점막을 자극함으로써 일어나는 알레르기. 결막염, 비염, 천식 따위의 증상이 있다)이나 아토피성 피부, 천식 등의 알레르기 반응을 일으킵니다.

기분도 자율신경에 좌우된다

여기서 재밌는 것은 이제까지 많은 사람의 백혈구 균형 상태를 연구한 결과, 지금은 한눈에도 그 사람의 자율신경이 어느 쪽으로 치우쳐 있는지 알 수 있다는 것입니다. 여위고 근육질인 사람, 피부가 거무스름한 사람, 성격이 남성적이고 공격적이며 화를 잘 내는 사람은 교감신경이 위에 있는 것이고, 퉁퉁한 체형이고 피부가 흰 사람, 성격이 부드럽고 여유로우며 감수성이 강한 사람은 부교감신경이 위에 있는 것입니다. 여러분은 어느 쪽으로 치우쳐 있습니까?

면역학에는 이렇게 자율신경을 질병이나 성격과 연관시켜 생각합니다. 이뿐만이 아닙니다. 자율신경은 하루 중에도 여러 번 바뀝니다. 그에 따라 몸의 상태도 달라지죠. 알레르기 천식인 사람이 밤이나 새벽에 증상이 심해지는 것은 밤에 부교감신경이 위에 있어 림프구가 늘어나기 때문입니다. 새벽에 류머티즘 관절의 경직이 일어나는 것은 밤에 늘어난 림프구가 염증을 일으키는 것이죠. 특히 봄이나 가을의 환절기에 몸 상태가 심하

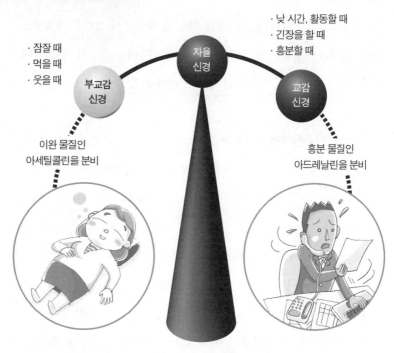

· 낮 시간, 활동할 때
· 긴장을 할 때
· 흥분할 때

자율 신경

· 잠잘 때
· 먹을 때
· 웃을 때

부교감 신경

교감 신경

이완 물질인 아세틸콜린을 분비

흥분 물질인 아드레날린을 분비

● **림프구 증가**

흰 살갗, 성격이 부드럽고 여유로우며 감수성이 강하다. 화분증, 아토피성 피부염, 천식, 비만 외

● **과립구 증가**

마른 형이고 근육질, 피부가 거무스름한 사람, 성격이 남성적이고 공격적, 화를 잘 낸다. 위궤양, 십이지장궤양, 당뇨병, 통풍, 고혈압, 동맥경화, 뇌경색, 심근경색, 어깨 뻐근함, 요통, 무릎 통증, 신경통, 파킨슨병, 치질 외

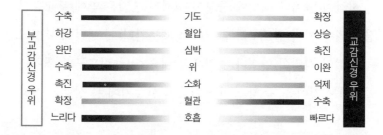

부교감신경 우위			교감신경 우위
수축	기도	확장	
하강	혈압	상승	
완만	심박	촉진	
수축	위	이완	
촉진	소화	억제	
확장	혈관	수축	
느리다	호흡	빠르다	

: 림프구와 과립구의 비율과 질병의 관계

상 태	림프구	과립구
건 강	35~41%	54~60%
불쾌증상이 있다	30~35%	60~65%
무엇인가의 질병	30% 이하	65% 이상
암의 가능성	18%	77%

● 자신의 백혈구 균형을 알려면 병원의 혈액 검사에서 백혈구 분획 검사를 원하면
받을 수 있다(보험 적용).

: 기상이나 계절에 따라 변화하는 면역

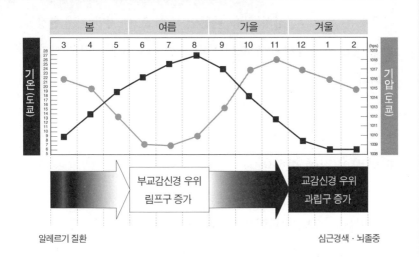

알레르기 질환　　　　　　　　　　　　　　　　　　　　심근경색 · 뇌졸중

● 봄은 기압이 낮아짐에 따라 부교감신경이 위로 올라간다. 림프구가 늘어나 알레
르기가 생기기 쉬워진다. 가을은 기압이 높아짐에 따라 교감신경이 위로 올라간
다. 과립구가 늘어남으로써 긴장 상태에서 자주 발생하는 질병이 생기기 쉽다.

게 변하는 사람이 많은데, 자율신경이 계절이나 심지어 날씨에 따라서도 균형이 무너질 수 있기 때문입니다.

겨울에 심근경색이나 뇌졸중으로 넘어지는 사람이 많아지는 것은, 겨울에 교감신경이 위에 있는 상태로 과립구가 많아져서 이고, 봄에 알레르기 질병이 많은 것은 봄부터 여름에 부교감신 경이 위에 있어 림프구가 많아진 탓입니다. 맑은 날은 교감신경 이 위에 있게 되어 과립구가 늘어나 맹장염이 발생할 확률이 높 아지고, 비가 내리는 날은 부교감신경이 위로 가기 때문에 림프 구가 늘어나 통증이나 결림 등의 불쾌한 증상이 나타나기 쉬워 집니다. 그러니 비 오는 날만 되면 쿡쿡 쑤신다는 신경통이나 근육통은 부교감신경의 작용 때문인 것이죠. 하지만 자율신경 의 균형을 바로잡을 수 있으면 이런 통증이나 이상 증상도 사라 집니다.

면역력의 질이 변한다

나이를 먹으면 시력이 떨어지거나 기력이 떨어지는 등 노화 현상이 일어납니다. 좋든 싫든 간에 어쩔 수 없이 늙어가게 되 죠. 몸이 나이를 먹어가니 면역력도 떨어지고, 그래서 병에 걸리 는 것은 어쩔 수 없는 당연한 것이라고 생각하기도 합니다.

수준 높은 면역 시스템

만약 그렇다면 내 의지와 관계없이 나이를 먹을수록 건강을 유지하는 것은 매우 어려울 것이고, 질병에 대한 불안 역시 더할 것입니다. 하지만 면역 연구를 진행하면서 중요한 사실을 발견했습니다. 면역력은 나이를 먹으면서 떨어지는 것이 아니라 면역의 질이 변한다는 것입니다. 즉, 면역 시스템이 바뀌는 것입니다.

우리 몸은 인류의 진화 과정과 관계가 깊은 두 가지 시스템을 갖추고 있습니다. 그것은 바로 오래된 면역 시스템과 새로운 면역 시스템입니다. 오래된 면역 시스템은 단세포생물에서 다세포생물로 진화할 무렵 처음 만들어진 것으로 몸을 보호하는 출발선입니다. 호흡을 통해 빨아들이는 공기, 밖으로부터 음식물을 받아들이는 장, 바깥세상의 이물질과 접하기 쉬운 피부 등에는 대식세포가 모이고 그것이 진화해 림프구로 발전했습니다. 이것이 NK세포나 가슴샘외분화T세포, 초기의 B세포입니다. 이들은 장, 피부, 간, 외분비샘(눈물샘, 귀밑샘, 편도선, 젖샘 등), 자궁 등에서 몸속을 감시하는 시스템입니다.

새로운 면역 시스템은 수중 생활에서 지상 생활로 진화하는 단계에서 만들어졌습니다. 호흡이 아가미에서 폐로 바뀌었을 뿐만 아니라 순환계가 발달해 혈관이 생겼습니다. 환경적으로도 땅 위는 꽃가루나 먼지 등이 많아 몸속으로 쉽게 들어왔을테니 그에 따른 신체 변화는 피할 수 없었을 것입니다. 그 결과 아가미는 퇴화하고 그 일부가 남아 진화한 가슴샘에서 T세포나 진화한 B세포를 만들어 낸 것입니다. 이들은 가슴샘, 림프샘, 비장에서 외부로부터의 침입자에 대항하는 시스템입니다.

나이가 젊을 때, 몸은 새로운 면역 시스템이 담당합니다. 먼저 가슴샘을 살펴볼까요. 가슴샘은 심장보다 약간 위에 있는, 나뭇잎 모양을 한 기관입니다. 이른바 T세포를 만들어 내는 엄격한 훈련소 같은 곳이죠. 이 안에서 자기편과 적을 구별하는 능력을 갖추거나 전투 능력이 높은 T세포의 자격으로 졸업할 수 있는 것은 불과 3% 정도입니다. 가슴샘 없이는 대식세포로부터 지시를 받아 적을 공격하는 사령관으로서의 역할을 하는 T세포도, 지령을 받아 항체를 만들어 싸움에 도전하는 B세포도 힘을 발휘할 수 없습니다.

그러나 가슴샘은 노화가 빨라 10대 중반에 크기는 최대가 되고 20대를 정점으로 급속히 작아집니다. 그리고 40대가 되면 크기가 10분의 1로 줄어들고 맙니다. 그러다 70대에 이르면 거의 지방덩어리가 되어 버리죠. 그래서 20세 이후에는 가슴샘에서 만들어지는 T세포의 수도 감소합니다. 골수도 지방처럼 변하고 B세포도 줄어들어 림프샘이나 비장도 작아집니다.

그러면 결국 어떻게 될까요? 나이가 들면 항원 항체 반응을 하는 면역력이 없어지게 될 테니 이대로라면 면역 기능이 상실

되는 면역부전이 될 것입니다.

그러나 나이를 먹음에 따라 새로운 면역 시스템이 약해지면, 이번에는 반대로 노화에 대응하는 오래된 면역 시스템이 임무를 수행합니다. 몸을 보호하는 기본적인 기능을 가진 가슴샘외분화T세포나 NK세포, 초기의 B세포 등 본래의 면역 시스템이 작동합니다. 수중 생활 시대로 돌아가는 셈입니다. 가슴샘외분화T세포는 일종의 엘리트 타입으로, 명령을 내리는 T세포와는 달리 말하자면 무장한 농부 같은 타입이라고 할 수 있죠. 이들은 몸속에서 비정상적으로 변한 세포를 없애줍니다.

나이를 먹으면 몸속에는 노폐물질인 산화물질이 쉽게 쌓이고 어떤 식으로든 교감신경 시소가 위로 올라가려고 합니다. 이렇게 되면 과립구가 지나치게 늘어나고 활성산소가 나옵니다. 활성산소는 노화와 노화에 따르는 암, 당뇨병, 심장병, 뇌졸중, 교원병(만성 관절 류머티즘, 류머티즘열, 피부근염, 경피증, 다발성 동맥염 등)과 같은 만성질환의 원인이 됩니다. 때문에 몸 내부의 이상을 발견해 없애주는 오래된 시스템이 활약하는 것입니다. 그러니 건강 장수의 첫 단계는 교감신경이 자율신경 시소의 위에 놓일 수 있도록 생활 패턴을 바꾸는 것입니다.

내 몸을 믿어라
오래된 면역 시스템과 더욱 진화한 새로운 면역 시스템은 나이가 듦에 따라 각자의 역할을 충실히 하면서 균형을 유지합니다. 성장 과정에 있는 어린 시절에는 외부의 침입자로부터 몸 내부를 지키는 면역력이, 또 나이를 먹으면서는 내부의 이상을 감시하고 산화되어 비정상이 된 세포를 재빨리 없애주는 면역력이 작용합니다. 젊은이에게는 젊은이의, 노인에게는 노인의 면역력이 갖춰져 있는 것이죠. 이렇게 일생 동안 사이좋게 우리들 몸을 지키는 두 시스템, 무척이나 훌륭하지 않습니까? 박수를 쳐주고 싶을 정도입니다.

나는 40대 이전에는 여러 가지 건강진단이나 엑스레이검사를 받으며 건강관리를 했습니다. 하지만 지금은 검사를 전혀 받지 않습니다. 많은 사람이 암에 걸리는 시대에, '암이 아닐까' 하고 걱정하면서 검사를 하기보다는 매일을 감사하는 마음으로 살아갑니다. 그것이 더욱 건강에 좋다고 생각하기 때문입니다. 소심한 성격이기 때문에 만약 암이라는 선고를 받는다면 그 순간부터 엄청난 고민과 괴로움으로 아마 더 심각한 병에 걸릴 겁니다. 그리고 이런 생각은 면역력만 떨어뜨리는 결과가 될 것입니다. 사실 암세포는 매일 몸의 곳곳에서 만들어지고 있습니다. 몸속에서 다른 세포들과 함께 살면서 커지거나 사라집니다. 그래서 요즘은 우리 몸속에 갖춰져 있는 면역 시스템을 믿고 편안한 마음으로 살아가려고 합니다. 내 몸이 가진 시스템을 잘 다룬다면 120세까지도 살지 않을까 생각하면서 말이죠.

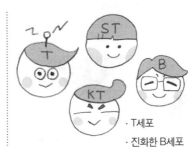

· 가슴샘외분화T세포
· NK세포
· 초기의 B세포

· T세포
· 진화한 B세포

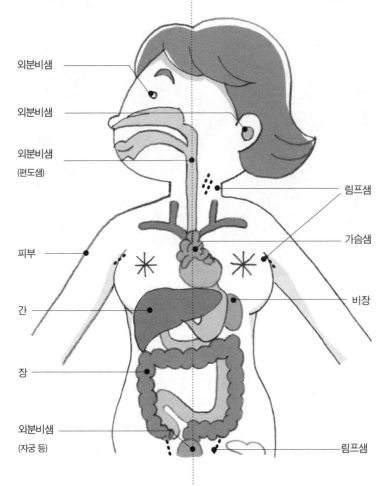

외분비샘

외분비샘

외분비샘
(편도샘)

림프샘

가슴샘

피부

간

비장

장

외분비샘
(자궁 등)

림프샘

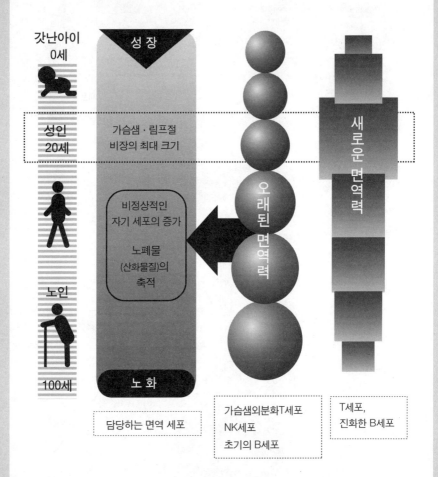

면역 시스템은 20세를 정점으로 교대한다. 새로운 면역이 오래된 면역으로 대체되는 것이 아니라 두 면역 시스템이 함께 나란히 서 있어 역할을 이어 간다.

질병을 일으키는 생활

질병을 일으키는 것은 자기 자신입니다. 무리한 생활을 하는 우리의 평소 생활 습관과 자세가 자율신경의 균형을 깨뜨리는 원인이 되는 것이죠. 몸과 마음의 균형을 유지하는 생활방식은 면역력을 높이는 가장 기본적이고 중요한 요소입니다.

성실함이 내 몸을 망친다?

"불성실함은 다른 사람을 귀찮게 하고, 성실함은 자기 자신을 귀찮게 한다."는 말이 있습니다. 불성실한 사람은 반드시 다른 사람을 성가시게 한다는 뜻입니다. 물론 그 정도가 중요하겠지만 말이죠. 반면 성실한 사람은 책임감이 강하고 일에 문제가 발생하면 자기 자신을 더 꾸짖으면서 노력합니다. 자신이 스스로를 괴롭히는 셈입니다. 그 결과 스트레스가 커져 질병에 걸리기 쉬워집니다. 성실함의 대표라고 하면 단카이(團塊) 세대(1947년 전후 높아진 출생률로 인해 이루어진 일본의 베이비붐 세대—옮긴이)를 떠올릴 수 있습니다. 이들은 일본의 경제를 성장시킨 공로자들이죠. 하지만 이들 세대가 의료비 지출이 무척이나 높다는 사실을 알고 계십니까? 일만 생각하고 회사를 위해 살아온 결과 자신의 건강은 망친 것입니다.

실제로 부지런하고 지나치게 성실한 사람일수록 교감신경을 긴장시켜 병에 걸리기 쉬워집니다. 과로와 스트레스로 인해 어깨 결림이나 장딴지 결림, 목과 어깨의 통증, 목의 뻣뻣함, 이갈기 등의 증상이 나타나게 되죠. 이때 몸의 신호를 제대로 받아들여 생활방식을 조금 바꾸어도 질병은 틀림없이 줄어듭니다.

커리어우먼을 목표로 남성 주체의 회사에서 일하는 여성이나 조직 속에서 과혹한 인간관계에서 일하는 남성들 역시 마찬가지입니다. 억압된 환경에서 일하는 경우에는 더 큰 스트레스가 따르기 마련이죠. 경우에 따라 무리를 하더라도 다음날에는 쉬거나, 맛있고 영양가 높은 음식으로 체력을 보충하는 등, 자신의 의지로 생활을 조절하면서 스트레스를 해소해야 합니다. 강압적이거나 무리하지 않으면서 자신이 원하는 시간에 도예나 사교댄스, 합창 등 좋아하는 것을 하십시오. 자신의 의지대로 행동하고 있다고 느끼는 것도 좋을 것입니다.

마음과 몸은 매우 밀접하게 연결되어 있기 때문에 분노나 질투, 공포심 등의 비뚤어진 마음가짐은 몸의 이상으로 나타납니다. 푸념이나 불평불만을 늘어놓는 것은 자신의 교감신경을 자극해 스트레스를 늘리는 것밖에 되지 않습니다. 그러니 어떤 일이든 대범한 태도를 가질 필요가 있습니다. 무엇보다 스스로 마음을 편안하게 먹고 생활하도록 해야 합니다. 적극적인 사고방식을 가진 친구나 가족과 상담을 해보십시오. 일기 쓰기를 통해 스스로의 고민을 해결하도록 하는 것도 적극 권합니다. 미국에서는 하루 20분 동안 4일 연속으로 일기를 쓴 사람은 쓰지 않은 사람보다 T세포의 활성이 높아졌다는 보고가 있습니다. 일본에서도 말기의 암환자에게 우습고 즐거운 것만을 일기에 쓰도록 해 암과 싸우는 생명력을 높이는 대체의료를 실시하고 있는 의사도 있습니다. 일기를 씀으로써 자신의 감정이 정리되고, 이렇게 정신적인 안정 상태는 면역력을 높이기 때문입니다.

가장 손쉽고 확실한 방법은 웃는 일입니다. 웃음은 즐거움이나 기쁨의 감정과 연결되어 있죠. 실제로 웃으면 근육의 긴장이 풀리고 부교감신경을 위로 끌어올립니다. 그 결과 NK세포의 활성을 높이거나 류머티즘 통증과 아토피성 피부염의 가려움, 발진을 줄이고 당뇨병의 혈당치 상승을 억제한다는 결과도 있습니다. 스트레스가 심한 사람일수록 효과가 높다고 하니, 어떤 것에 재미를 못 느끼더라도 거울을 보며 의식적으로 웃어 보기를 바랍니다. 근육이 풀려 면역력을 높이는 좋은 결과가 나올 것입니다.

손가락도 움직이기 싫다

성실함이나 부지런함의 반대는 스트레스 없이 느긋하게 생활하는 것입니다. 그러나 이것도 지나치면 근력(근육의 힘)이 약해지거나 정신적으로 무기력해집니다. 그러면 부교감신경이 위로 올라가면서 질병이 생깁니다. 정년퇴직을 한 노인이 일의 스트레스에서 풀려난 해방감에 몸을 전혀 움직이지 않게 되면 순식간에 기력이 없어져 치매 증상이 일어나는 경우가 대표적이죠. 정년퇴직을 하면 갑자기 자신의 주체성을 잃고 무엇을 하면 좋을지 모르게 되어 버립니다. 때문에 정년이 되기 전부터 여생에 할 일을 찾아 자신의 역할을 발견하는 것이 중요합니다. 일이 인생의 전부는 아닙니다. 산책이나 밭일, 자원봉사에 의식적으로 참가하여 지역사회와 적극적으로 관계를 유지해 나가는 것이 정년퇴직 후에도 건강한 삶을 영위할 수 있는 비결일 것입니다.

편리한 생활 방식도 건강을 해치고 있습니다. 우리는 언제나 에어컨이 갖추어진 쾌적한 환경에서 땀 한 방울 흘리지 않습니다. 자동차로 움직이니 걸을 기회도 줄고, 엘리베이터나 에스컬레이터를 사용 하면서 다리 근육은 거의 사용하지 않습니다. 그렇기 때문에 더 이상 체온을 조절하는 기능을 사용할 필요가 없어 기초대사가 떨어지고 조그만 환경의 변화에도 적응하기 어려워 육체적으로 약한 사람이 되는 것입니다.

어린이들에게 알레르기가 늘어나는 것도 과보호의 생활 탓입니다. 음식도 항상 단 과자나 주스 등을 먹죠. 이런 아이들은 한 번 먹으면 계속 단 음식만 찾게 됩니다. 단 음식을 먹으면 혈당치가 급격하게 올라갔다가 순식간에 내려가면서 바로 배가 고파집니다. 그러면 계속 먹는 악순환이 반복되죠. 더욱이 요즘에는 집 밖에서 노는 아이들보다는 실내에서 컴퓨터 게임을 하거

하고 싶은 것을 취미로 삼자!

합창이나 도예, 사교댄스나 훌라댄스 등
무엇이든 좋다.

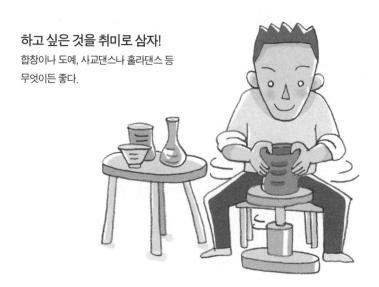

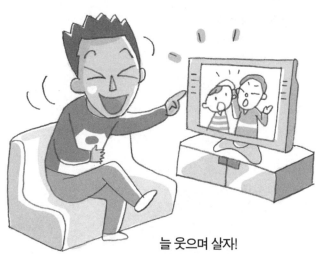

늘 웃으며 살자!

근육의 긴장을 풀어 부교감신경을 올려준다.
웃으면 건강이 절로 온다.

날마다 몸을 움직이자!

산보나 스트레치, 의식적으로 몸을
움직이면서 근력을 단련한다.
스트레스가 너무 없는 것도 문제!

무엇인가 할 일을 발견하자!

밭일이나 자원봉사 등 스스로 할 일을
발견하여 지역사회와 적극적으로
관계를 유지한다.

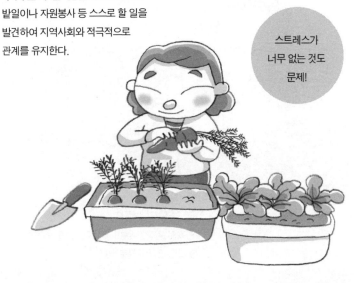

스트레스가
너무 없는 것도
문제!

나 텔레비전을 보거나 공부를 하기 위해 책상 앞에만 앉아 있는 경우가 많습니다. 몸을 움직이지 않으니 운동량은 턱없이 부족합니다. 이렇게 되면 혈당이 소비되지 않고 교감신경이 작용할 틈이 없어집니다.

무엇보다 자연을 거스르는 지나친 편리함은 건강에 좋지 않습니다. 냉난방은 무리하지 않는 범위 내에서 하고 수시로 몸을 움직이는 것이 필요합니다. 단 음식을 피하고 흥미 있는 운동을 마음이 맞는 사람과 함께 해보는 것도 좋습니다. 무엇보다 스스로 게으르거나 나태한 생활을 의식적으로 피하는 것이 바람직합니다.

자기면역질환은 면역 억제의 결과

면역 이론에서 말하는 자기면역질환은 의학적인 사고방식과는 전혀 다릅니다. 이 질환들은 치료 기간이 길고 재발 가능성이 크기 때문에 사실상 완전한 치료가 어렵습니다.

자기면역질환의 실체
앞에서 림프구는 자신과 자신 이외의 항원(세균이나 독소와 같이 몸 속에 침입하여 면역체를 만들게 하는 단백성 물질)을 구분한다는 얘기를 했습니다. 자기면역질환은 일반적으로 이러한 림프구에 이상이 일어나 자신의 정상 세포나 조직을 과도하게 공격하는 질병입니다. 그 대표적인 것은 교원병(膠原病, collagen disease)입니다. 교원병은 하나의 질병이라기보다는 여러 질환과 증세를 말하는데, 혈관의 결합조직에 이상이 생겨 나타납니다. 공통적으로 관절, 뼈 및 근육 등에 통증이 있습니다. 교원병에는 관절 류머티즘, 전신성 홍반성 루푸스(SLE: Systemic Lupus Erythematosus), 하시모토(橋本)병, 피부경화증, 베체트병, 시외그렌 증후군(Sjogren syndrome), 갑상선 기능 항진증, 자기 면역성 간염 등이 있고 그 종류는 50종 이상이나 됩니다. 현재 교원병의 치료에는 스테로이드제나 면역억제제 등 철저히 면역을 억제하는 약을 사용하고 있습니다.

그러면 왜 완치가 어려운 걸까요? 이 질병의 근본 원인을 찾기 위해 교원병이나 관절 류머티즘 환자의 백혈구를 조사해 봤습니다. 그랬더니 이상하리만치 과립구가 아주 많고 림프구가 적은 것을 알 수 있었습니다.

교원병 중에서도 대표적인 관절 류머티즘으로 설명해 보겠습니다. 관절 류머티즘 환자 30명과 건강한 사람을 비교했더니 림프구의 비율은 건강한 사람이 38.3%, 관절 류머티즘 환자는 23.2%였습니다. 그리고 관절 류머티즘 환자의 무릎 관절로부터 채취한 림프 속의 백혈구에서 과립구는 98%, 림프구(가슴샘외분화T세포)는 2%였습니다. 건강한 사람과 비교해 봐도 과립구가 많고 림프구가 적습니다.

지금까지 관절 류머티즘은 림프구의 힘이 너무 강해서 자기 자신을 공격해 버리기 때문에 '자기면역질환'이라고 불렀습니다. 하지만 관절 류머티즘의 실체는 림프구가 제대로 작동하지 않아 면역이 억제되고, 비정상적으로 증가한 과립구가 조직을 파괴하는 '면역억제질환'이었던 것입니다.

관절 류머티즘은 특유의 증상을 가지고 있습니다, 온몸의 미세한 열, 권태감, 근육의 통증 등이나 관절의 종기나 통증, 경직을 모두 경험했을 것입니다. 이는 림프구가 적어지면서 활동이 적어져 면역력이 떨어진 증거입니다. 과립구가 늘어나면 활성산소가 많아집니다. 늘어난 과립구와 활성산소 때문에 조직이 파괴되고, 그것을 원래 상태로 돌리기 위해 혈액량을 증가시키면서 염증이 일어납니다. 그런데 스테로이드제를 사용하면 어떻게 될까요? 관절 류머티즘은 면역력이 억제된 질병인데, 여기에 면역을 더욱 억제하기 위해 스테로이드제 등을 사용하니 병이 나을 수가 없는 것입니다.

관절 류머티즘이나 자기면역질환 환자에게 병이 생긴 과정을 들어 보면, 병에 걸리기 전에 감기에 걸렸든가 무리했다고 답하는 경우가 많습니다. 여기서 관절 류머티즘 초기의 증상을 다시 생각해 봅시다. 급성 관절의 통증이나 발열은 파보바이러스

(parvovirus, 세균성 설사를 일으키는 바이러스)나 그 밖의 감기 바이러스에 감염된 경우입니다. 이때 림프구가 반응합니다. 물론 이런 증상은 짧은 기간 동안 일어났다가 금세 사라집니다. 파보 바이러스는 일반적인 바이러스로 중년과 노년 때까지 감염되면서 면역이 되기 때문에 증상이 심한 경우는 드뭅니다.

그 후에 생기는 증상은 2차적인 염증입니다. 이것은 과립구가 많아지면서 생깁니다. 만성적으로는 온 몸에까지 영향을 미치게 되죠. 이 시기에는 과립구에 의해 파괴된 조직을 가슴샘외분화T세포가 복구하려고 하기 때문에 혈액의 흐름을 높여 통증이나 종기가 생깁니다. 이때 전신이 교감신경 긴장 상태에 있기 때문에 과립구가 늘어나고 염증이 일어나죠. 몸은 긴장과 염증에 함께 대처하니 항상 피곤할 수밖에 없습니다.

내 몸은 지금 낫고 있다

일반적으로 몸이 아프면 열이 나고 통증도 심하고 피곤하고 기운이 없어지죠? 불쾌한 증상들이지만 이는 모두 몸이 나으려고 하는 것입니다. 그러니 소염 진통제나 스테로이드제로 억제하려고 하는 것은 잘못된 것입니다. 이들은 몸을 일시적으로 차게 하고 혈액의 흐름을 조절해 염증을 억제하는 데 불과합니다. 오래 사용하면 다른 질병이 생기고 병은 점점 더 낫기 어려워질 뿐 아무것도 치료할 수 없습니다.

교원병이나 관절 류머티즘은 스트레스를 받아 면역 억제 상태가 최고조에 달해 일어난 것입니다. 대다수는 림프구가 많은 흰 피부의 여성이 예민하고 극도의 스트레스 상태일 때 생기게 됩니다. 치료를 위해서는 일단 자신의 스트레스를 제대로 판단할 필요가 있습니다. 스트레스와 더불어 스테로이드에서도 하루 빨리 벗어나는 것이 필요합니다.

실제로 스테로이드제는 질병을 치료하는 것이 아니라 어디까지나 통증을 줄이거나 고름의 반응을 억제하기만 할 뿐입니다. 스테로이드제 처방을 멈추면 '리바운드'라고 하는 종기나 통증이 다시 시작됩니다. 스테로이드제 처방을 오래 하면 할수록 처방을 멈췄을 때의 통증은 그에 비례하여 커집니다. 그러니 치료를 하려면 사용하고 있는 스테로이드제나 소염 진통제를 서서히 줄여야 합니다. 스테로이드제 사용은 증상이 심한 경우나 급한 경우에만 사용하고, 염증은 무조건 없애려고 할 것이 아니라 어느 정도 생겨나도록 두는 것이 좋습니다.

이러한 면역 억제의 질병에는 교감신경의 긴장을 풀고 부교감신경을 활성화시키는 것이 효과적입니다. 무엇보다 고통스러운 상태에서는 낫지 않는다는 것을 잊지 마세요. 긍정적인 생각을 하고 긴장을 푸는 것이 중요합니다. 잘 낫지 않는다고 고민하거나 불안해하지도 마십시오. 교감신경을 긴장시켜 오히려 증상을 더 나쁘게 만듭니다.

관절 류머티즘

● **초기 증상 = 급성기** (림프구의 염증)

관절의 통증이나 발열 등의 증상은 파보바이러스나 그 밖의 감기 바이러스 등의 감염에 의해 생김. 그 전에 무리한 생활을 한 경우가 많다. 이것은 림프구가 반응한 일과성 염증. 파보바이러스는 일반적인 바이러스로 중년이나 노년까지 감염하여 면역이 만들어지기 때문에 격심한 증상이 나오는 일은 드물다.

● **중기 증상 = 만성기** (과립구의 염증)

과립구가 많아지는 만성적인 염증. 온몸에 미친다.

가슴샘외분화T세포는 과립구에 의해 파괴된 조직을 평생 동안 복구하기 위해 혈액의 흐름을 높인다. 그 결과 통증이나 고름이 생긴다. 질병의 염증은 부교감신경이 교감신경의 긴장을 억제하려고 반응하기 때문에 일어난다.

염증을 소염 진통제나 스테로이드제로 억제하면 질병은 치료될지 모르나 혈압 상승, 부정맥 등을 일으켜 결국 다른 질병이 생긴다.

● **악순환기** (만성질환, 난치병이 되고 다른 질병을 병발)

반년 이상 완전히 틀린 작용을 하는 약을 복용하면 관절 류머티즘은 낫지 않는다. 몸은 저체온 상태가 되고 피의 흐름도 나빠진다.

과립구 때문에 몸 곳곳에서 조직 파괴가 일어난다.

● **스테로이드를 사용하면**

조직에 쌓여 산화 콜레스테롤이 된다. 몸을 차게 하여 혈액의 흐름을 멈추고 증상을 억제할 뿐. 일단 사용하면 그 양을 계속 늘려야 한다. 처방을 중지하면 리바운드(종기나 통증)가 찾아오니 서서히 줄인다.

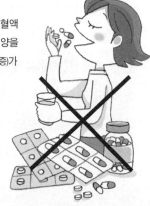

: 자기 면역 질환

전신성 자기 면역 질환	장기특이적 자기 면역 질환

· 관절 류머티즘
· 전신성 홍반성 루푸스
· 원판상 홍반성 루푸스
· 다발성 근염
· 다발성 혈관염
· 오버랩 증후군 등
	· 하시모토병 (만성 갑상선염)
	· 베체트병
	· 갑상선 기능 항진증
	· 굿패스처 증후군
	  (Goodpasture' s syndrome)
	· 급성 진행성 사구체 신염
	· 중증 근무력증
	· 남성 불임증
	· 조발성 갱년기 (정신 분열성 갱년기)
	· 궤양성 대장염
	· 시외그렌 증후군 (외분비샘의 만성염증
	  성질환. 눈물샘과 침샘의 분비가 떨어져서
	  생긴다. 건성결막염이나 구강건조증이 나타
	  난다.)

: 자기 면역 질환은 면역 억제 질환

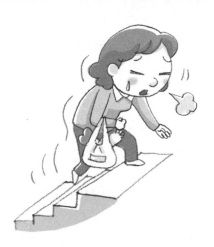

증상은
- 고통스러움
- 발열
- 나른함
- 통증

발병의 원인이 된
스트레스를 발견하여
부교감신경을
높여보자!

식사는 면역력 강화의 힘

자율신경을 조절하고 면역력을 강화하는 것, 혹시 어렵게 느껴지나요? 스스로 조절하는 힘과 면역의 힘을 어떻게 키워야 할지 막막합니까? 하지만 여기에는 특별한 방법이 필요하지 않습니다. 우선 우리가 매일 하는 식사로도 간단하고 효과적으로 자율신경의 균형을 조절할 수 있습니다.

무엇을 먹어야 하나

입에서 대장에 이르기까지 소화관을 지배하고 소화 흡수를 하는 활동은 부교감신경이 좌우합니다. 식사를 거르거나 단것만을 먹으면 어딘가에 스트레스가 쌓이죠. 그러면 알지 못하는 사이에 몸은 교감신경의 긴장 상태를 끌어내리고 부교감신경을 시소 위로 올려 긴장 상태를 이완시키려고 합니다. 그리고 이를 위해 계속 뭔가를 먹으려고 합니다.

음식에도 교감신경을 위로 올리는 것과 부교감신경을 위로 올리는 것이 있습니다. 이제부터 자신이 즐겨 먹는 음식을 잘 생각해 보십시오. 자신이 평소 먹는 음식을 잘 들여다보면 자율신경이 어느 쪽으로 치우쳐 있는지 알 수 있습니다.

고기는 아미노산으로 구성된 산성 식품입니다. 소화 시간이 짧아 바로 에너지가 되어 교감신경을 위로 올립니다. 편의점에서 판매하는 도시락이나 테이크아웃용 반찬도 조리 후 시간이 지나면서 산화되어 과립구를 늘립니다. 과립구가 증가하면 교감신경을 위로 올리게 되죠. 반대로 야채는 알칼리성이고, 금속 이온의 작용이 강합니다. 이는 몸속으로부터 활성산소를 빼앗아 조직을 가라앉히고 부교감신경을 위로 올립니다.

면역력 강화 음식으로 교감신경이나 부교감신경이 위로 치우친 사람에게 모두 권하는 것은 현미입니다. 왕겨만 벗겨낸 현미는 정제한 백미와는 달리 그대로 물에 담가도 발아합니다. 싱싱한 에너지를 가진 생명력 그 자체라고 할 수 있죠. 비타민이나 미네랄이 풍부하고 몸에 필요한 대부분의 영양소를 가지고 있습니다. 씹히는 맛이 있기 때문에 씹는 횟수도 늘어나 타액 분비를 좋게 하여 소화관의 활동을 높여 주고, 혈액이 원활하게 흐르게 되니 몸도 따뜻해집니다. 듬뿍 들어 있는 식이섬유는 소화하는 과정에서 수분을 함유해 팽창하기 때문에 장내의 유해 물질을 흡수합니다. 때문에 배설하거나 소화를 돕는 좋은 박테리아를 만들어 장내 환경을 조절해 줍니다. 그래서 현미를 제대로 먹으면 몸무게가 10킬로그램 이상이나 빠지고 체질이 바뀌는 놀라운 결과를 낳기도 합니다.

나는 현미를 주식으로 대두, 작은 생선, 잔 새우, 참깨, 야채와 해조류, 버섯 등을 함께 먹어 균형을 유지합니다. 고기나 생선은 일주일에 1~2회 먹는 정도입니다. 이 외에 일본의 전통 식품, 낫

토, 절임, 된장 등도 권할 만합니다. 발효되어 맛이나 유효 성분
이 더해지고 소화 흡수에도 뛰어난 미생물까지 있으니까요.

많은 사람들이 매실장아찌나 식초 등의 신맛, 여지나 들깨,
심황 등의 쓴맛, 생강, 와사비, 파, 고추, 마늘, 김치 등의 매운맛
등 강한 맛을 좋아합니다. 이런 음식들의 강하고 독특한 맛은
원래 몸이 적극적으로 받아들이지 않는 음식 재료입니다. 하지
만 전혀 먹지 말아야 한다는 말은 아닙니다. 이들이 몸속에 들
어가면 위장이 활발하게 움직이고 무엇인가 몸 밖으로 배설하
고자 하는 배설 반사 활동이 좋아집니다. 그 결과 부교감신경을
위로 올리려고 하기 때문에 만약 적은 양을 먹는다면 효과적일
수 있습니다.

나에게 맞는 음식을 찾자

무엇보다 사람의 몸은 제각각 다르기 때문에 자신의 몸 상태
와 체온, 배설, 땀, 식욕에 따르는 것이 중요합니다. 그리고 자신
에게 맞는 방법을 발견해야 합니다. 위장이 약한 사람은 소화력
이 약하기 때문에 현미만 먹는다면 힘들 것입니다. 백미 등과
적당히 섞어서 먹는 방법을 연구할 필요가 있습니다. 결국은 본
인에게 맞는 방법을 찾아내는 것이 중요합니다.

또 같은 것을 먹고 있다 하더라도 모두 똑같이 건강해지는 것
은 아닙니다. 텔레비전의 건강 채널에서 고혈압 등의 성인병은

염분을 많이 섭취하기 때문이라고 하면, 원래 먹지 않던 염분을 더욱 줄이려고 합니다. 혈액을 맑게 하고 흐름을 좋게 하려면 수분을 충분히 공급해야 한다는 뉴스가 나오면 너도나도 당장에 수분을 많이 섭취하려고 합니다. 확실히 염분을 다량으로 계속 사용하면 교감신경이 위로 올라가게 됩니다. 그러면 혈관을 수축시켜 흥분 상태가 되고 면역력은 떨어집니다. 수분은 부교감신경의 활동을 활발하게 하지만, 지나친 섭취는 위산을 묽게 하고 소화불량을 일으킵니다.

결과적으로 염분은 더 적어지고 수분은 필요 이상으로 많아집니다. 염분이 너무 적으면 몸의 기능도 떨어지게 됩니다. 그러니까 정보에 현혹되어 무조건 줄이거나 무조건 늘리는 것이 아니라 자신의 상태에 맞춰 현명하게 활용해야 합니다. 원래 자신에게 필요한 것은 자신의 몸이 알려 주게 마련입니다. 스트레스 등으로 감정 기복이 심해지거나 비정상적이 되면 단것이나 고기 같은 것들을 찾게 되는 것입니다. 자신의 판단을 믿고 몸의 요구에 귀를 기울여 보십시오. 몸의 요구에 따라 좋아하는 것, 먹고 싶은 것을 먹는 것이 제 1의 섭생입니다.

가장 좋은 것은 제철 음식을 먹는 것입니다. 더운 여름에는 몸을 차게 하는 효과가 있는 오이나 토마토, 배를, 추운 겨울에는 몸을 따뜻하게 하는 효과가 있는 호박이나 고구마 등을 먹습니다.

하지만 차가운 것은 아무래도 피하는 것이 좋습니다. 냉방이

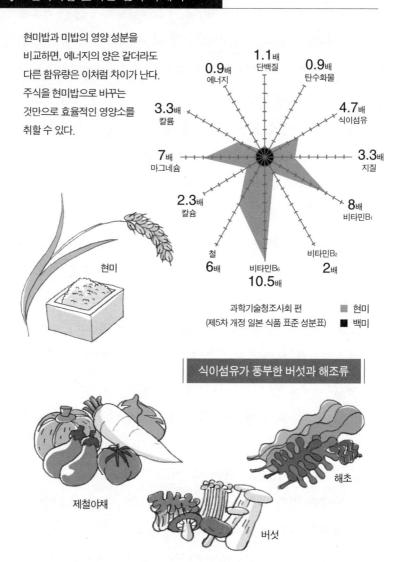

면역력을 높이는 현미 야채식

현미밥과 미밥의 영양 성분을
비교하면, 에너지의 양은 같더라도
다른 함유량은 이처럼 차이가 난다.
주식을 현미밥으로 바꾸는
것만으로 효율적인 영양소를
취할 수 있다.

0.9배 에너지
1.1배 단백질
0.9배 탄수화물
4.7배 식이섬유
3.3배 지질
8배 비타민B₁
2배 비타민B₂
10.5배 비타민B₆
6배 철
2.3배 칼슘
7배 마그네슘
3.3배 칼륨

현미

과학기술청조사회 편
(제5차 개정 일본 식품 표준 성분표)

■ 현미
■ 백미

식이섬유가 풍부한 버섯과 해조류

제철야채

버섯

해초

이산화탄소는 몸속을 알칼리화하여 긴장을 풀어 준다.
긴장될 때나 진정되지 않을 때는 탄산음료로 긴장을 풀어 준다.

섭취하지 않는 것이 좋은 식품

산성 식품 | 교감신경이 위로 올라간다 → 과립구가 늘어난다

고기, 편의점 도시락 · 반찬
산화하기 쉬운 고기, 시간이 경과한 편의
점의 도시락이나 반찬은 몸속에서 쉽게
산화된다.

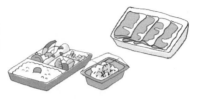

단 것

많이 먹으면 교감신경, 부교감신경의 흔들림이 커진다.

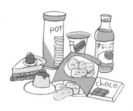

● 배설 반사에 의해 부교감신경 우위가 되는 식품

신 것	식초, 매실장아찌, 레몬 등의 감귤류 등
쓴 것	여지, 피망, 자소, 울금 등
매운것	고추, 파, 생강, 와사비, 겨자, 산초, 후추 등

※ 과잉 섭취 주의

● 한방에서의 식품

몸을 따뜻하게 하는 양성 식품 (붉은색, 검은색, 단단한 것)	소금, 매실장아찌, 단무지, 계란, 장유, 어패류, 뿌리채소류 (우엉, 연근, 인삼, 참마), 양파, 부추, 마늘, 생강, 치즈, 일본술, 젓갈, 뜨거운 물에 섞은 소주
중성 식품 (노란색)	현미, 흑빵, 국수, 조, 피, 수수, 대두, 사과, 고구마, 토란, 낫토, 호박, 딸기
몸을 차게 하는 음성 식품(푸른색, 흰색, 부드러운 것)	두부, 커피, 마요네즈, 우유, 카레, 바나나, 레몬, 망고, 파인애플, 토마토 등의 남방 과일, 케이크, 잎채소류, 식초, 후추, 정백설탕, 청량음료, 콩나물, 수박

잘되는 방에서 아이스크림을 먹거나 시원한 맥주를 마실 수 있게 된 것은 냉장고가 보급되고부터입니다. 차가운 것은 체온을 내리고 몸속 효소의 활동력을 떨어뜨립니다. 특히 몸이 차가워지기 쉬운 겨울에는 가능한 따뜻한 음료를 마시는 것이 좋습니다. 홍차에 생강가루를 넣고 칡을 약간 넣은 생강홍차는 마시면 몸이 즉시 따뜻해집니다. 질병이 있는 사람의 체온을 높이는 데 효과적인 음료이니 평소 몸이 차갑다면 자주 마시도록 하십시오.

항상 강조하지만 마음이 중요합니다. 음식 재료를 선택하는 일에서까지 스트레스를 받지 않도록 하십시오. 식사를 통해 면역력을 높이는 것은 좋지만 무엇보다 즐거운 마음으로 식사를 할수록 식욕도 좋아지고 효과도 높아질 것입니다.

코 호흡과 손톱 마사지 요법

자율신경은 내 의지와 상관없이 움직입니다. 하지만 호흡은 내장에서 유일하게 자율신경과 만나는 방법입니다. 내 의지대로 호흡을 조절할 수 있는 것입니다. 숨을 들이쉬는 것은 교감신경을 위로, 내쉬는 것은 부교감신경을 위로 올리므로 의식적으로 숨을 빠르게 쉬거나 느리게 쉬거나 하는 호흡법을 통해 자율신경을 조절할 수 있습니다.

코로 숨쉬세요

호흡에서 중요한 것은 코 호흡입니다. 면역력을 높이고자 한다면 부교감신경을 위로 올리는 깊고 느긋한 코 호흡을 하는 것이 필요합니다.

평소 입보다는 코로 호흡하는 것이 좋다는 말을 많이 들었을 겁니다. 입을 벌리고 얕게 호흡하는 입 호흡은 교감신경을 위로 올릴 뿐만 아니라 건강에도 좋지 않습니다. 밤에 잘 때도 입을 벌리고 자는 사람은 차가운 공기를 목구멍으로 들이마십니다. 그러면 목 기관이 차가워지면서 자극을 일으키고 목구멍이 아프게 됩니다. 그리고 목에 세균이 들어가기 쉬워져 세균이 목의 점막을 자극하고 면역이 과잉반응을 하여 알레르기가 생깁니다. 천식이나 아토피, 화분증이 있는 사람들을 잘 살펴보십시오. 공통적으로 입으로 호흡하는 버릇이 있습니다.

코가 막혀 있더라도 의식적으로 코 호흡을 하는 것이 좋습니다. 그러면 차가운 공기에 의해 자극을 받아 혈관이 수축하게 되면서 부기가 가라앉아 코가 뚫리게 됩니다. 우선은 코 호흡을 하도록 노력합시다.

호흡법의 연습으로는 심호흡을 권하고 싶습니다. 긴장이나 고민으로 인해 교감신경이 위에 올라가 있는 상태일 때는 목이 수그러지고 폐가 압박되어 폐에 들어가는 공기가 적어지므로 호흡이 얕고 빨라집니다. 복식호흡으로 심호흡을 하여 폐에 산소를 많이 빨아들이면 갑자기 많은 산소가 들어오기 때문에 몸은 순간적으로 놀라게 되죠. 그리고 들어온 산소를 내보내려고 부교감신경 반사를 서두릅니다. 빨아들일 때는 배를 팽팽하게 하고, 뱉을 때는 의식적으로 천천히 조금씩 뱉어 보십시오. 부교감신경이 활동하는 시간이 길어지면서 긴장이 완화됩니다. 심호흡을 하기 전과 한 후에 맥박을 재어 보면 심호흡을 한 후에는 맥박이 느려지는 것을 알 수 있습니다. 부교감신경이 위로 올라가게 되면 몸이 이완 상태가 되기 때문에 혈관이 넓어져 혈액의 흐름이 좋아지고 맥박이 느려지는 것입니다. 우선은 뱃속 가득히 숨을 들이마시고 크게 내뱉도록 합시다.

그 반대로 기분이 가라앉고 생활에 긴장감이 없어져 부교감신경 위로 올라가 있는 경우에는 얕고 빠르게 호흡하여 교감신경 위로 끌어올립니다. 흉식 호흡(심호흡법의 하나. 주로 늑골 운동으로 하는 호흡법)으로 빨아들일 때는 근골(근육과 뼈대)을 넓히고 뱉을 때는 넓어진 근골을 수축하여 호흡하는 것입니다. 낮에 활동 중에는 흉식을, 잠자기 전에는 이완할 수 있는 복식을 적절히 하는 것이 좋습니다.

최근에 도입된 농축 산소를 사용하면 적절히 느슨해졌다가 팽팽해지는 작용을 해서 교감신경이 위로 올라갑니다. 스트레스가 있는 사람에게도, 부교감신경이 위에 있어 지나치게 이완된 사람에게도 모두 효과적입니다. 그러나 산소가 지나치게 되면 몸에는 과호흡 증후군(몸 안의 탄산가스가 지나친 호흡 운동으로 너무 많이 밖으로 나와 숨쉬기가 힘들어지는 증세. 심하면 실신에 이르기도 함) 같은 위험한 증상이 생기므로 조심해야 합니다. 개를 대상으로 고압 산소실 실험을 해봤습니다. 이 실험은 정상 대기압보다 높은 분압의 산소를 투여하는 실험입니다. 정상적으로 혈액 100ml에 0.3ml의 용존산소가 있는데 이를 높이는 것입니다. 그랬더니 처음에는 개가 활발하게 움직이지만 여러 차례 되풀이하면 흥분 상태가 계속되어 몸이 여위고 노화가 시작되었다는 결과도 있습니다.

손톱 마사지

호흡과 마찬가지로 스스로 손쉽게 부교감신경을 자극할 수 있는 것이 손톱 마사지 요법입니다. 손톱 마사지 요법은 손톱 언저리를 도구 없이 마사지함으로써 면역력을 높이는 것입니다. 양손의 엄지손가락과 집게손가락, 가운뎃손가락, 새끼손가락을 마사지합니다. 손가락 끝은 신경이 집중되어 있을 뿐만 아니라, 엄지손가락은 폐 등의 호흡기, 집게손가락은 위 등의 소화기, 새끼손가락은 심장 등의 순환기 등 내장의 활동과 밀접한 관계가 있습니다. 약손가락은 자극을 받으면 교감신경이 신장하게 되니 제외하겠습니다.

우선 손톱 언저리의 양쪽에 자극을 줍니다. 손톱 언저리를 마사지할 때 교감신경의 긴장이 풀려 과립구가 줄어들고 부교감 신경 위로 향하게 됩니다. 그렇게 하면 림프구가 늘어나 혈액 순환이 좋아집니다.

마사지 방법은 한쪽 손의 엄지손가락과 집게손가락으로 다른 손의 손가락에 있는 손톱 밑동의 양쪽을 잡습니다. 양쪽을 동시에 10초씩 눌러줍니다. 손톱 밑에 통증을 느낄 정도의 세기로 차례대로 마사지합니다. 하루에 2~3회, 출퇴근 시간이나 목욕할 때, 시간을 정해 날마다 하는 것이 효과적입니다. 그러나 20초 이상은 하지 않습니다. 특히 하반신의 상태가 좋지 않을 경우에는 손가락에 덧붙여 발가락도 함께 마사지해 주십시오. 빠르면 며칠 만에, 보통은 1개월 정도면 효과가 나타납니다. 질병 치료뿐만 아니라 예방과 건강 증진에도 좋으니 반드시 해보기 바랍니다.

실제로 병원이나 한의원에서는 자락 요법이라 하여 온몸의 경혈 몇 군데를 침으로 자극함으로써 자율신경의 균형을 맞추는 방법이 있습니다. 주사 바늘을 사용해 바늘을 얕게 찔러 자극합니다. 아주 조금 피가 나오지만, 몸이 금세 후끈거리며 몸의 노폐물이 배설됩니다. 뭉친 혈액이 풀려 흐름이 좋아지는 것입니다. 이렇게 질병을 몸 전체의 증상으로서 파악하면 질병을 차근차근 나아지게 할 수 있습니다. 무엇보다 스스로의 면역력으로 치료한다는 것을 아는 것은 매우 바람직한 현상입니다.

코 호흡

기본은 코 호흡. 코는 본래 호흡을 하기 위한 기관으로 코털과 콧속의 점막이 공기 속의 먼지나 찌꺼기를 걸러서 콧물이나 재채기, 코딱지를 만들어 밖으로부터의 세균이나 바이러스 침입을 물리친다.

교감신경이 위에 있는 경우

코로부터 배 가득히 숨을 들이마시고 크게 내뱉는다. 부교감신경이 위로 올라가면 몸이 이완 상태가 되므로 혈관이 넓어져 혈액순환이 좋아지고 맥박이 여유로워진다.

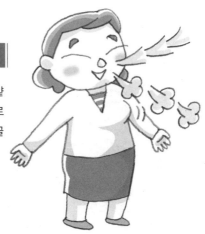

부교감신경이 위에 있는 경우

코에서 가슴 가득히 숨을 들이마시고 얕고 빠르게 호흡을 하여 교감신경을 위로 끌어올린다. 한참 활동하는 낮에는 늑골 활동에 의한 흉식 호흡이 좋다.

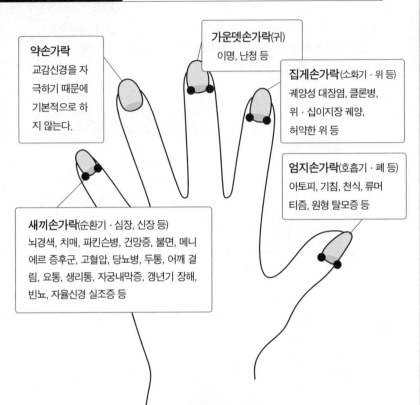

약손가락
교감신경을 자극하기 때문에 기본적으로 하지 않는다.

가운뎃손가락(귀)
이명, 난청 등

집게손가락(소화기 · 위 등)
궤양성 대장염, 클론병, 위 · 십이지장 궤양, 허약한 위 등

엄지손가락(호흡기 · 폐 등)
아토피, 기침, 천식, 류머티즘, 원형 탈모증 등

새끼손가락(순환기 · 심장, 신장 등)
뇌경색, 치매, 파킨슨병, 건망증, 불면, 메니에르 증후군, 고혈압, 당뇨병, 두통, 어깨 결림, 요통, 생리통, 자궁내막증, 갱년기 장해, 빈뇨, 자율신경 실조증 등

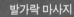

발가락 마사지

엄지발가락 : 폐 등의 호흡기
둘째발가락 : 위나 장 등의 소화기
셋째발가락 : 귀
새끼발가락 : 심장, 신장 등의 순환기
넷째발가락 : 자극하지 않습니다.

기본적으로 손가락과 마찬가지로 발톱의 밑동, 안쪽 귀퉁이의 한 곳을 10초 동안 마사지하는 것이 기준입니다. 증상이 있는 사람은 해당되는 발가락을 20초 자극합니다.

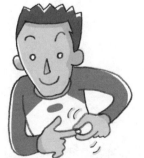

면역력을 위해 매일 하는 운동

산책, 스트레칭 등 몸이 따뜻해지고 땀이 날 정도의 기분 좋은 운동은 몸과 마음을 상쾌하게 이완시켜 줍니다. 나는 매일 워밍업으로 빠짐없이 라디오 체조를 하고 있습니다. 5분 정도 걸리는, 얼핏 보면 간단한 체조 같지만 실제로 해보면 몸이 땀으로 약간 축축해질 정도입니다. 심장에서 멀리 떨어진 몸의 구석으로부터 긴장을 풀어 주고 온몸의 근육을 사용해 혈액의 흐름을 좋게 하는 효과적인 운동입니다.

지나치면 아니함만 못하다

예전에 "선생의 책에 따라 실천하고 있는데도 면역력이 좋아지지 않습니다."라는 전화를 받은 적이 있습니다. "운동은 무엇을 하십니까?" 하고 물어 보았더니 매일 줄넘기를 하고 있다고 했습니다. 그 대답을 듣자 면역력이 높아지지 않는 것이 바로 이해가 되더군요. 나이가 든 경우라면 줄넘기가 매우 격렬한 운동에 속합니다. 줄넘기를 할 때 면역세포를 만드는 골수가 자극을 받아 면역력이 떨어지기 때문입니다. 운동은 나이에 맞는 적절한 것이 가장 좋습니다.

운동면역학 연구에서는 적절한 운동이 호중구나 대식세포, NK세포를 늘린다고 합니다. 암화한 세포를 처치하는 NK세포의 움직임은 운동의 강도에 따라 높아지고 운동을 그만두면 떨어집니다. 하지만 격심한 운동이나 2시간 이상 운동을 한 뒤에도 NK세포의 활성이 오히려 떨어집니다. 격한 운동을 하면 대식세포가 무엇이든 먹으려고 하는 탐식 기능은 높아지지만, 항원 제시 능력이나 T세포 획득 면역의 기능이 떨어지기 때문입니다. 즉, NK세포나 가슴샘외분화T세포 등 오래된 면역 시스템이 몸을 지키고 있는 중년이나 노년기의 사람에게는 격렬한 운동은 맞지 않습니다. 격렬한 운동은 교감신경을 과도하게 자극해 과립구로부터 활성산소를 많이 내보냅니다. 활성산소는 몸속의 세포에 상처를 입히거나 변하게 만드는데 NK세포의 활동은 떨어지기 때문에 몸은 일종의 위험에 처해지는 SOS 상태가 됩니다.

운동은 적절히 하는 것이 가장 좋습니다. 이를 습관화하면 NK세포의 활성이 정상보다 높아진다고 합니다. 적절한 운동을 습관화하면 나이를 먹으면서 몸을 담당하는 오래된 면역 기능을 더욱 높여줍니다. 또한 운동을 하면 즐겁고 기분이 좋다는 감정이 생기는데, 뇌에서 베타 엔도르핀이라는 호르몬이 나오기 때문입니다. NK세포에는 베타 엔도르핀의 수용체가 있기 때문에 이 둘이 결합하면 세포 활성이 더욱 활발해집니다. 운동이 즐겁다고 느낄 때는 면역력이 틀림없이 높아지고 있는 것입니다.

조금씩 더 움직이자

혹시 모든 운동을 다 싫어하고 아무래도 귀찮다고 생각하고 있나요? 그럼 일상생활 속에서 몸을 움직이도록 해보십시오. 몸을 움직이지 않으면 자율신경이 이완되어 부교감신경으로 지나치게 치우치게 됩니다. 그러면 뼈도 근육도 당연히 약해지고 발열량도 약해져 저체온이 되고, 결국 질병의 원인이 됩니다.

출퇴근 시간에는 에스컬레이터나 엘리베이터를 이용하는 대신에 계단으로 올라가는 습관을 들이는 것이 좋습니다. 특히 계단을 오르는 것은 중력을 거스르는 방향으로 움직이는 것으로 많은 에너지가 필요하게 되어 상당한 운동이 됩니다. 이 작은 습관이라도 유지한다면 자신도 모르는 사이에 신체가 단련될 것입니다.

좋은 자세를 유지하는 것도 건강의 비결입니다. 텔레비전에서 구로야나기 데쓰코 씨(1933년생. 일본 여배우, 수필가, 사회자, 평화운동가)의 자세를 보며 깜짝 놀라곤 합니다. 노년의 나이에 한참 접어들었음에도 그녀에게서는 원기와 에너지가 느껴집니다. 이는 모두 그녀의 올바른 자세 덕분이라고 생각합니다.

자세가 좋은 사람은 배근(등에 있는 근육)이 펴져 등이 굽지 않습니다. 골격이 정돈되어 있고 발달한 근육이 중력을 거뜬히 지탱하고 있는 것입니다. 적당히 긴장된 자세는 몸뿐 아니라 마음까지도 긴장하게 합니다.

그와 반대로 컨디션이 나쁘고 아픈 사람을 잘 보십시오. 몸이 구부러진 경우가 많고 어깨는 수그러지고 목이 앞으로 나와 있습니다. 전체적으로 몸이 구부정하게 보입니다. 중력에 지탱할 만한 에너지가 없는 상태입니다.

그래서 의식적으로 자세를 바로 하기 위해 흔드는 체조를 덧붙이고 있습니다. 등뼈와 목, 허리를 단련하는 체조입니다. 목을 가볍게 전후좌우로 흔들면서 힘을 빼고 흔듭니다. 마찬가지로 허리도 전후좌우로 흔들면서 힘을 빼고 흔듭니다. 마지막에는 근육을 바짝 조이고 올바른 자세로 잠시 서 있습니다. 올바른 자세로 서는 비결은 엉치등뼈를 의식적으로 앞으로 내미는 것입니다. 엉치등뼈는 등뼈의 가장 아래, 골반에 있는 이등변삼각형 모양의 뼈입니다. 이 엉치등뼈를 앞으로 내밀고 목을 뒤로 당기듯이 하면 자연히 좋은 자세가 유지됩니다.

몸을 움직이는 운동은 교감신경을 긴장시키지만, 흔들어 준다는 움직임은 부교감신경을 올라가게 합니다. 이렇게 가볍게 흔드는 체조만으로도 자율신경의 움직임이 균형을 찾을 것입니다.

근육은 단련하지 않으면 점점 약해지기 때문에 쉽게 피로해집니다. 그러다가 마지막에는 아무런 기력 없이 무너지는 지경에 이르게 되니 일상생활을 하면서도 습관적으로 단련시키는 것을 잊지 마십시오.

최근의 어린이들이나 젊은 사람들의 모습을 보면 남성의 경

: 라디오체조

13가지 패턴의 움직임에는 어깨 결림이나 요통 예방, 호흡기나 소화기의 기능을 좋게 하는 체조가 있으며, 손가락 끝까지 쫙 펴고 호흡하면서 근육에 의식을 집중해 실시하면 실로 균형 잡힌 효과적인 운동이 된다. 간단하고 쉬운 라디오체조를 통해 상쾌하게 땀을 흘릴 수 있다.

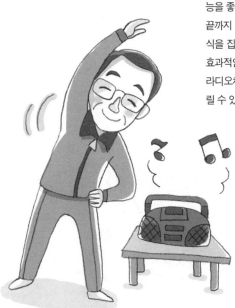

좋은 자세

올바른 자세로 서는 비결은 엉치등뼈를 의식적으로 앞으로 내미는 것.
엉치등뼈는 척추의 아래 끝 부분, 등뼈의 가장 아래, 골반에 있는 이등변삼각형 모양의 뼈. 엉치등뼈를 앞으로 내밀고 목을 뒤로 당기듯이 하면 자연히 좋은 자세가 유지된다.

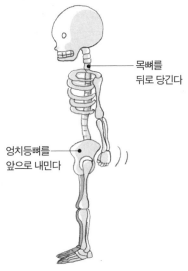

목뼈를
뒤로 당긴다

엉치등뼈를
앞으로 내민다

몸을 흔드는 체조

몸을 흔드는 체조는 자세를 바르게 하여 등뼈와 목, 허리를 단련하는 체조. 단순히 목을 전후좌우로 흔들면서 힘을 빼고 흔든다. 마찬가지로 허리도 전후좌우로 흔들면서 힘을 빼고 흔든다. 마지막에는 근육을 죄고 올바른 자세로 잠시 서 있는다.

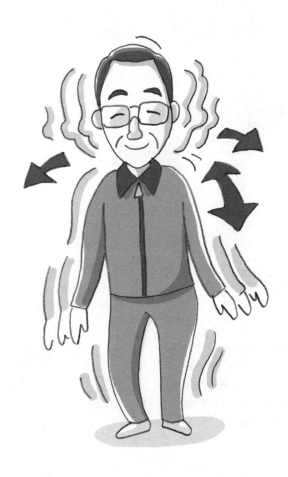

음악으로 긴장을 풀어보자

● 모차르트의 음악에는 3500~5000헤르츠(HZ) 이상의 고주파음이 포함되어 있습니다. 이것은 골수로부터 뇌에 걸친 신경계를 자극하며 부교감신경을 활성화시킵니다. 자연계의 산들바람이나 작은 시냇물이 흐르는 소리처럼 인간의 생체 리듬과 같이 쾌적하게 느끼는 f분의 1의 흔들림도 포함되어 있으므로 효과가 높습니다. 그래서 모차르트의 음악을 들으면 긴장이 풀리고 편안해지는 기분을 느끼게 됩니다. 음악 요법으로 모차르트의 음악이 자주 사용되는 것은 이러한 이유 때문입니다. 그러나 모차르트 음악이 모든 사람에게 다 맞는 것은 아닙니다. 무엇보다 자신의 감성에 맞는 음악을 고르는 것이 중요합니다. 감성도 나이와 더불어 영향을 받아 변하기 때문입니다. 젊을 때 좋아했던 곡을 나이가 들어 다시 들으니 별로 감동이 없었던 경우가 있었나요? 또는 반대로 젊은 시절에는 전혀 관심을 보이지 않았던 연가나 슬프고 가라앉은 분위기의 동요, 민족음악, 또는 애잔한 트로트나 애수를 띤 음악이 어느 날부터 감동적으로 느껴지지는 않던가요? 꼭 어떤 음악을 들어야 하기보다는 여러분이 들어서 기분이 좋고 마음이 안정되며 기운이 솟는 음악이라면 무엇이든 좋습니다.

우 무조건 근육을 만들려고 하고 여성은 호리호리하게 마른 몸을 선호하는 것 같습니다. 하지만 평생 건강을 유지하기 위해서는 젊은 시절부터 골격이나 근육의 기능을 단련하는 적절한 운동을 통해 몸을 만드는 것이 필요합니다. 나이가 들수록 이 사실을 더욱 실감하게 됩니다.

Part. 2
체온과 면역력

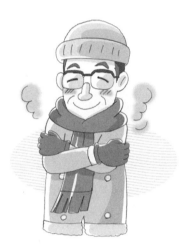

체온은 살아가는 에너지 그 자체입니다. 체온은 보통 아프거나 몸 상태가 나쁠 때 측정하지만, 자신의 면역력을 알 수 있는 좋은 방법입니다. 몸이 차가워지는 원인을 찾아내고 몸을 따뜻하게 하면 어떠한 질병도 치료할 수 있습니다.

2 　체온과 면역력

배는 덥게, 머리는 차게
— 《동의보감》

머리는 차게, 발은 따뜻하게, 몸은 거북스럽지 않게 하라. 그리
하면 당신은 모든 의사들을 비웃을 수 있을 것이다.
— 브르하페(18세기 네덜란드 의사, '의학상 다시 없는 비밀' 중에서)

체온은 눈에 보이는 면역력

　병에 걸린 사람은 건강한 사람보다 체온이 낮습니다. 면역력을 눈으로 확인할 수 있는 것이 체온이기 때문입니다. 누구라도 체온을 측정하면 자신의 면역력 상태를 알 수 있습니다. 체온이 어느 정도인지 알고 싶다면 시간을 두고 실험을 해보십시오. 매일 세 번씩, 즉 아침에 일어났을 때, 활동하고 있을 때, 잠자리에 들기 전에 각각 체온을 측정합니다. 체온은 아침에 일어났을 때가 가장 낮고, 활동하기 시작하면 서서히 높아집니다. 3회 측정하기가 힘든 사람은 점심 식사 전에 측정하면 됩니다.

저체온과 자율신경

건강한 몸을 유지하는 이상적인 체온은 36.5도 전후입니다. 체온이 이 정도이면 면역의 균형이 좋은 것입니다. 체온은 여러 부위에서 측정할 수 있지만 겨드랑이 아래가 기본입니다. 겨드랑이 밑에서 측정한 체온이 36.3도 전후인 경우, 혀 밑이나 직장에서는 36.5℃ 전후이고 뇌나 내장 등이 있는 몸의 심부에서는 37.2도 정도니까요. 심부 체온 37.2도는 효소가 가장 활발하게 활동하는 온도입니다. 효소는 생명 유지 활동에 없어서는 안 되는 아주 중요한 것입니다. 체온이 그 이하로 내려가는 경우는 효소가 활발하게 활동하지 않기 때문에 대사가 이루어지지 못하고 여러 가지 질병을 일으키게 됩니다.

일반적으로는 겨드랑이 아래에서 측정한 체온이 36도 이하인 경우를 저체온이라고 합니다. 저체온인 사람은 아침에 잘 일어나지 않고 이불 속에서 꾸물대거나 돌아눕거나 하면서 체온이 올라갈 때까지 활동하지 못합니다.

보통 저혈압이어서 나타나는 반응이라고 생각하죠. 하지만 실은 저체온이기 때문에 일어나지 못하는 것입니다. 몸은 대략 눈을 뜨기 1시간 전에 생리적으로 스테로이드 호르몬이 나오게 되어 있는데, 그 스테로이드의 자극으로 자연히 체온이 올라갑니다. 아침을 먹지 않는다든가 멍하니 있으면 체온이 올라가지 않죠. 그러므로 체온이 35도인 사람은 어떤 스트레스가 원인인 경우가 많고, 체온이 34도 수준이면 큰 질병이 있든가 질병이 되기 전의 상황에 있다고 할 수 있습니다.

이러한 체온 조절을 하고 있는 것이 바로 자율신경입니다. 자율신경은 항온동물인 사람이 주위의 환경에 좌우되지 않고, 어느 정도 기온의 변화가 있더라도 몸속 체온을 37.2도로 유지하도록 합니다. 예컨대 바깥 기온이 낮아 체온이 내려가면 자율신경은 피부의 혈관을 수축시켜 체온을 잃지 않도록 막아 줍니다. 반대로 기온이 높은 경우는 혈관을 확장하여 체온을 밖으로 내보내 줍니다.

우리들이 생명을 유지하기 위한 활동, 심장의 고동, 폐에서의 호흡 운동, 재잘거림, 걷기 등의 생명 유지 활동은 열에너지에 의해 이루어집니다. 그런데 저체온이 되면 몸 전체 혈액의 흐름이 둔해져 몸속의 활동 능력이 떨어집니다. 에너지는 혈액을 타고 온몸으로 운반되는데 순환이 원활하지 않으면 혈액이 충분히 공급되지 않기 때문에 체온도 유지되지 않습니다. 혈액은 면역 시스템의 주인공인 백혈구 그 자체입니다. 그러니 체온이 유지되지 않으면 당연히 면역력도 떨어집니다.

체온이 1도 내려가면 백혈구의 활동은 자그만치 30% 이상이나 둔해집니다. 그래서 자율신경은 어떤 방법으로든 체온을 유지하려고 손발의 말초혈관까지 수축시킵니다. 그래서 손발은 차가워지고 하체는 붓기 시작하며, 권태감이 생기고 심지어 비만 경향이 나타나는 것입니다. 하지만 더 큰 문제는 저체온인 사람은 대사가 천천히 떨어지기 때문에 몸 상태의 변화를 알아차리기 어렵다는 것입니다.

따뜻하게, 또 따뜻하게!

체온과 면역력의 원리를 점차 알게 되면서 이제는 자연히 여러 가지를 알게 되지 않습니까? 예를 들면 차가운 것이 몸에 나쁘고 체온을 내려가게 한다는 것 말입니다. 그래서 아주 차가운 맥주나 차가운 술과 같은 음료는 마시지 않아야겠다는 생각에 이르게 됩니다. 심지어 여름에도 일본술을 미지근하게 데워서 마시게 되는 것이죠.

특히 젊을 때는 자신의 힘으로 열을 낼 수 있어 체온도 올라가지만 활동력이 떨어지는 50세 정도부터는 스스로 열을 낼 힘이 없어집니다. 그렇기 때문에 나이를 먹음에 따라 점차 추위를 잘 느낍니다. 나이 든 사람은 봄에도 발목까지 내려오는 내의를 입는 경우가 많죠. 이는 스스로 열을 내지 못하기 때문입니다. 그러니 따뜻한 속옷을 입어 몸속의 열을 밖으로 못나가게 막는 것입니다.

우리 몸은 80세까지도 거뜬히 움직일 수 있는 에너지가 있습니다. 가벼운 산책을 할 만큼 활력도 있고 호기심도 왕성하니 체온은 높은 것이 좋습니다.

이상적인 체온

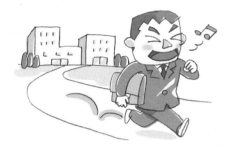

가장 활동적인 이상 체온.
산소의 작용이 가장 활발하고
세포의 신진대사나 내장의 기능
이 좋아져 활력이 넘친다.
의욕이 생기는 체온.

저체온

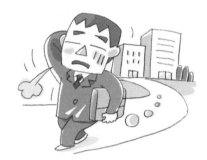

저체온이 계속되면 신진대사나
내장의 활동, 배설 기능도 떨어진
다. 혈액의 흐름도 나빠지고 신체
기능이 조화롭지 못하다. 면역력
이 약해 질병에 걸리기 쉬워진다.
암이 가장 발병하기 쉬운 체온.

위험한 저체온

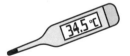

생명 활동이 최저치까지 떨어진다. 바다나 겨울철 산에
서의 조난 구조에서 생명을 회복할 수 있을지 판단하는
온도.

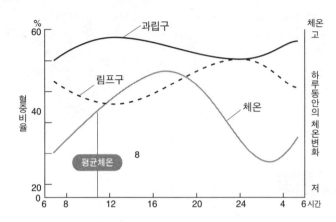

체온은 하루 동안 계속 변한다. 평균 체온은 오전 11시경에 측정한다. 하루 동안 움직인 열이 모여 오후 6시경에 높아지고 이른 아침 3~5시경에 가장 낮아진다. 이 시간대는 사망률도 높다.

---- 림프구
—— 과립구
—— 체온

여성의 체온 그래프

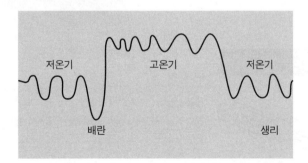

여성에게는 배란기를 경계로 저온기와 고온기가 있다. 고온기는 호르몬의 영향을 받아 체온이 올라가기 때문에 생리 시작 후부터 배란까지의 약 2주일 동안 저온기의 체온이 기준이 된다.

그러나 85세 이상 장수하고자 하려면 반드시 높은 것이 좋다고 할 수는 없습니다. 한 예를 들어보겠습니다. 어느 날, 강연회에 참석한 92세의 할아버지가 "어찌된 영문인지 36.5도의 체온이 되지 않고 항상 35.5도입니다" 하고 말하더군요. 그래서 건강 장수 노인에 관해 조사를 해보았습니다. 그 결과, 평균 수명에서는 일본이 뛰어나지만 100세 전후의 장수 노인을 조사해보니 인구 1억인 일본에서는 2.6만 명, 인구 2억인 미국에서는 8만 명으로 장수 노인이 미국에 압도적으로 많은 것입니다. 이러한 100세 전후의 건강 장수자의 특징은 피부가 희고 야위며 35.5도로 체온이 낮은 사람이 많은 것으로 밝혀졌습니다. 저체온을 유지하는 것이 유리하다는 것입니다. 그러니 85세를 넘어 장수하기를 원한다면 평소 체온을 에너지 절약 모드로 하는 것도 필요합니다.

무리해도 즐거워도 저체온

예부터 '차가움은 만병의 근원'이라는 이야기가 있듯이, 저체온은 모든 질병의 원인이 됩니다. 동양의학에서 냉(冷)은 병이 나기 직전의 상태인 미병(未病)의 일종으로 봅니다. 그래서 건강을 잃게 되는 매우 중요한 증상으로 냉을 다루고 있습니다.

저체온은 언제, 어떻게 오나

저체온은 자율신경이 어느 한쪽으로 치우치기 때문에 일어납니다. 심하게 무리하거나 스트레스를 받으면 교감신경이 긴장합니다. 그러면 혈관은 수축되고 혈액 순환이 원활하지 않아 저체온이 됩니다. 그 결과, 과립구는 늘어나고 림프구는 감소합니다. 반면 아주 즐겁고 유쾌한 상태에서는 부교감신경이 위로 올라가는 시소를 타기 시작합니다. 이때 혈관이 확장되고 혈액이 많이 필요해지기 때문에 순환 장애가 일어나 저체온이 되는 것이죠. 그 결과 과립구가 줄어들고 림프구는 증가합니다.

무리를 하거나 피곤해도, 편안하고 즐거워도 자율신경이 한쪽으로 쏠려 저체온이 되는 것입니다. 그러나 무리하여 과립구가 지나치게 많아지는 경우와 즐거워서 림프구가 너무 많아지는 경우는 걸리기 쉬운 질병의 종류가 다릅니다.

체온은 마음과 깊이 연결되어 있습니다. 체온이 낮아지면 마음까지 차갑고 무거워져 부정적인 생각을 하기 쉬워집니다. 반대로 체온을 높이면 신기하게도 기분이 좋아지고 활동적인 상태가 되죠.

체온과 림프구의 관계를 그림으로 표시해 보면 좀 더 확실히 알 수 있습니다. 이상적인 체온은 36.5도 전후이고, 그때 림프구도 최고인 38%가 됩니다. 37도의 체온을 경계로 하고 자율신경 시소를 떠올려 보겠습니다. 교감신경이 위쪽으로 움직임에 따라 "좋아, 해보자" 하는 기분이 됩니다. 36도보다 낮아지면 "하지 않으면 안 돼" 하는 기분이 되어 교감신경이 위로 올라가게 됩니다. 교감신경이 위에 놓이게 되면 림프구의 비율은 30% 이하가 되어 면역력이 떨어지기 시작합니다. 과립구가 너무 많은 상태인데다 과립구에 의해 활성산소가 뿜어져 나오게 되죠. 이 활성산소는 조직을 파괴해 위염이나 위궤양 등의 질병이 생깁니다.

그와 반대로 부교감신경이 위쪽으로 움직여 체온이 낮아지면 분노하는 일도 없고 정신 상태는 느긋해집니다. 36도보다 낮아지면 느긋함을 넘어 나른하거나 우울하기까지 합니다. 부교감신경이 위로 올라가 림프구의 비율이 50% 이상이 되면서 면역력이 지나치게 높아지게 되죠. 림프구가 너무 많기 때문에 아토피성 피부염이나 천식, 화분증 등 알레르기성 질환이 많아집니다.

저체온으로 인해 백혈구의 균형은 물론 몸 상태나 의욕, 일의 능률이나 정신 상태에도 영향을 끼친다니 저체온을 만만하게 보아서는 안 되는 것입니다.

맥박 지도

이것은 맥박의 경우에도 마찬가지입니다. 슬픔에 잠겨 아무것도 하지 않으려고 할 때나 기분이 가라앉아 있을 때 맥박수는 적어지고 의욕이 있거나 활발할 때는 많아집니다. 이것이 사실인지 맥박을 한번 측정해 보십시오. 손목 부위에서 맥을 15초 동안 측정한 다음 4를 곱합니다. 50~60이면 가라앉은 기분, 65 ~70은 평상, 75 이상이면 의욕이 있으며 80 이상이면 들떠 있거나 화가 나서 흥분해 있는 상태입니다. 이 맥박으로도 정신 상태뿐 아니라 백혈구 상태도 알 수 있습니다. 맥박수가 많고 조금 흥분해 있을 때는 과립구가 늘어나고, 기분이 가라앉아 있을 때는 맥박수가 줄어들어 림프구가 증가한 것입니다.

사람의 정상 체온이 36.5도이고 열이 높아 37도 이상이 되면 위험하다고 생각합니다. 열을 내리게 하려고 약도 먹고 차가운 수건을 대기도 합니다. 물론 정상치를 벗어나 고열이 되는 것은 문제가 있지만 몸은 열에너지에 의하여 체온을 유지하고 있기 때문에 40도 이상의 고열이라도 죽는 경우는 거의 없습니다. 그러나 체온이 떨어지는 경우는 다릅니다. 35도, 34도로 체온이 내려가면 몸의 기능이 떨어져 생명이 위험해집니다. 이는 노년에 사망률이 높은 시간대가 하루 중에서 체온이 가장 내려가는 오전 3시부터 5시 사이인 것과도 관련이 있습니다. 천식이나 이형협심증 발작, 궤양성 대장염의 복통 등도 체온이 내려간 이 시간대에 일어나는 경우가 많죠.

저체온이 생명에 얼마나 큰 영향을 미치고 있는지를 아시겠죠? 그러니 이제는 저체온이 되지 않도록 노력할 필요가 있습니다. 평소에도 체온이 너무 내려가면 즉시 냉방 스위치를 끄고 몸이 너무 더워지면 스위치를 켜는 등 냉난방에도 신경을 씁니다. 특히 면역력 높이는 법을 알고 싶어 하는 이들에게는 웬만하면 냉방을 하지 말라고 권합니다. 왜냐하면 냉방을 하면 면역력이 떨어지기 때문입니다.

저체온이 되는 원인은 쾌적하고 편리한 생활과 운동 부족, 아침식사를 거르는 식생활이나 무리한 다이어트, 낮과 밤이 뒤바뀐 생활습관 등 수없이 많습니다. 자신의 사소한 생활습관부터 조금씩 개선해 나가십시오. 생활환경은 스스로 바로잡을 수 있습니다. 하지만 저체온의 또 하나 큰 요인인 스트레스는 정확히 진단하기가 어렵습니다. 스트레스에는 통증이나 상처, 배기가스나 환경 호르몬, 농약 등 신체적으로 미치는 것도 있고 우울함, 짜증, 분노, 절망감 등 정신적인 것이 있습니다. 더욱이 사람마다 스트레스를 느끼는 강도가 다르고 스트레스로 인한 증상도 피부병에서부터 위장병, 근육통 등 헤아릴 수 없이 많습니다.

질병이 생기기 전에는 반드시 어떤 종류의 스트레스나 원인이 있게 마련입니다. 때문에 무엇보다 스스로가 어떨 때 스트레스를 느끼는지 되돌아보십시오. 증상 자체에만 관심을 기울일 것이 아닙니다. 생쥐 실험을 하면 스트레스와 저체온의 관계가 확실하게 드러납니다. 스트레스를 받으면 저체온이 되고, 또 저체온 상태가 되면 스트레스에 의해 병이 생깁니다. 둘의 관계는 말 그대로 다람쥐 쳇바퀴 구르듯 돌고 돌게 되어 있습니다.

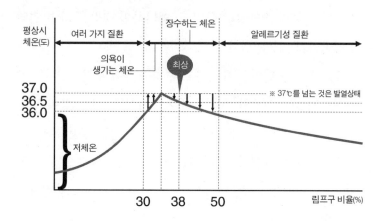

교감신경이 위에 있을 때	⟷	부교감신경이 위에 있을 때
과립구		림프구

| '하지 않으면 안 된다.' 는 마음가짐으로 교감신경이 위로 올라간 상태.

위염이나 위궤양 등 조직을 파괴하는 병이 생긴다. | | 부교감신경이 위로 올라가면 체온이 낮아짐에 따라 화를 내지도 않고 느긋한 정신 상태.

36도보다 낮아지면 나른함이나 느긋한 기분이 된다.

아토피성 피부염이나 천식, 화분증이 생긴다. |

∶ 맥박과 기분

평상시 맥박수로 그때의 기분을 알 수 있습니다. 몸의 상태가 좋지 않을 때나 긴장하고 있을 때 기분이 어떤지를 판단하는 객관적인 근거가 됩니다.

● 맥박 측정 방법

엄지손가락과 연결된 손목 부분에서 맥을 찾아 손가락을 가볍게 누르듯이 한다.
시계의 초침을 보면서 1분간 측정하거나 15초의 수치를 4로 곱한다.

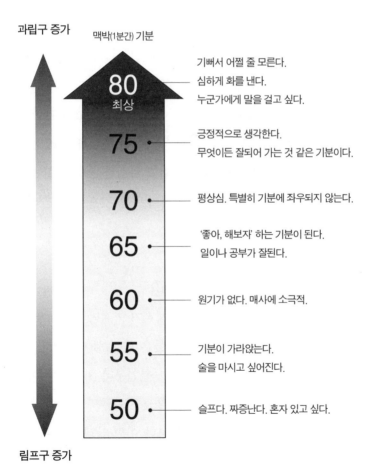

과립구 증가

맥박(1분간) 기분

80 최상 — 기뻐서 어쩔 줄 모른다.
심하게 화를 낸다.
누군가에게 말을 걸고 싶다.

75 — 긍정적으로 생각한다.
무엇이든 잘되어 가는 것 같은 기분이다.

70 — 평상심. 특별히 기분에 좌우되지 않는다.

65 — '좋아, 해보자' 하는 기분이 된다.
일이나 공부가 잘된다.

60 — 원기가 없다. 매사에 소극적.

55 — 기분이 가라앉는다.
술을 마시고 싶어진다.

50 — 슬프다. 짜증난다. 혼자 있고 싶다.

림프구 증가

어떻게 하든 저체온이 되지 않도록 하는 생활습관 그리고 스트레스를 없애는 것이 병에 걸리지 않는 지름길입니다.

계속 늘어나는 알레르기 증상

최근, 어린이들에게 알레르기가 폭발적으로 증가하고 있는 가장 큰 이유는 어린이들의 생활방식에 있습니다. 옛날과 달리 형제자매가 적기 때문에 과보호를 받으며 자라는 경우가 많죠. 어릴 때부터 조금만 울어도 부모는 아이를 달래려고 바로 안아 줍니다. 하지만 우는 것은 외부 환경이나 몸 상태에 대해 갓난아이가 반응할 수 있는 가장 자연스럽고 확실한 방법입니다. 이는 아기가 스스로 교감신경을 자극시켜 우는 것으로 울면서 스스로 긴장을 해소하는 것입니다.

우리 아이에게 갑자기 아토피가 생겼어요

요즘은 심각한 아토피나 천식, 알레르기성 결막염 등으로 고생하는 사람들이 많습니다. 특히 이들은 만성 불치병이라고도 하며 유전적 요인, 환경적 요인 등 그 원인부터 치료법에 이르기까지 확실한 것이 없습니다. 약을 쓰는 사람들도 있지만 민간요법에 의존하는 사람도 많죠. 무엇보다 이런 알레르기로 인한 가려움증, 발진, 발열 등 증상도 다양하고 정도도 심합니다. 특히 어린 시절에 한번 나타나게 되면 평생 따라다니며 괴롭히기 때문에 성격에까지 영향을 미치기도 합니다.

옛날의 어린이들은 노는 시간도 정해져 있었고, 일찍 자고 일찍 일어나는 비교적 규칙적인 생활을 할 수 있었습니다. 낮 동안은 놀면서 교감신경을 최대한 활동시키면 밤에는 자연히 잠이 들고 부교감신경이 활발한 이완 상태가 됩니다. 그리고 밤에는 성장호르몬을 충분히 만들기 때문에 교감신경과 부교감신경의 역할이 적절히 균형을 잡을 수 있었습니다.

이에 비해 오늘날의 어린이들은 단것을 얼마든지 마음껏 먹으며 공부만 합니다. 놀 때도 텔레비전을 보거나 방 안에 틀어박혀 게임만 하니 밖에서 자외선을 쐬며 활발하게 뛰어노는 기회도 없어졌습니다. "새나라의 어린이는 일찍 일어납니다"는 말처럼 저녁 9시면 잠잘 준비를 했던 이전의 어린이들과는 다르게 잠자는 시간도 일정하지 않고 밤늦게 잠이 드는 아이도 많습니다. 아이를 평범하게 기른다 하더라도 옛날과 비교하면 요즘 아이들은 매우 편안하게 자라는 셈입니다. 청결하고 쾌적한 과보호 상태에서 길러지는 것이죠.

하지만 부교감신경을 위로 올려놓는 이런 상태에서는 림프구가 지나치게 분비되고 알레르기가 생기게 됩니다. 또 편안한 생활방식에 익숙하기 때문에 조금만 힘든 일을 해도 쉽게 피로해집니다. 특히 도시의 어린이들은 수업이 시작되면 책상에 팔을 내놓고 턱을 괴는 독특한 자세로 엎드려 버립니다. 편의점 앞에서 젊은이들이 털썩털썩 곧바로 주저앉아 있는 모습을 자주 보기도 합니다. 수업 중에 반쯤 졸고 있는 학생의 몸 상태는 이완 상태인 부교감신경이 위에 있는 상태입니다.

이에 반해 수업을 듣지 않는 어린이들은 부교감신경 쪽으로의 치우침을 보이고 있는 것입니다. 아이들은 무엇보다 마음껏 뛰어놀게 하는 것이 좋습니다. 단지 정서적, 성격적인 면에서뿐만 아니라 건강을 위해서는 더욱 그렇습니다. 아이들을 밖에서 충분히 뛰어 놀게 하는 것이 중요한 또 다른 이유는 자외선 때문입니다. 자외선은 피부 노화를 앞당기고 피부암 등 질병을 일으킬 위험이 있어 피해야 한다고만 생각합니다. 하지만 특히 아이들에게 적절한 자외선은 교감신경을 활성화시켜 몸을 자극하는 데 필요합니다. 피부가 흰 어린이일수록 자외선을 받지 않기 때문에 부교감신경이 위로 올라가는데, 이런 아이들은 림프.구가 많아 벌레에 쏘여도 잘 부풀어 오르는 체질이 됩니다. 또 감기에 걸리면 편도선도 잘 부어오릅니다. 정도에 따라 다르겠지만 '원래 몸이 약한 아이' 는 별로 없습니다.

어린이들은 원래 어른보다 림프구가 많습니다. 1~4세까지 어린이들의 림프구는 어른의 3배입니다. 4~15세에 걸쳐 서서히 줄어들지만 여전히 어른보다는 많습니다. 이 림프구가 많을 때 집의 먼지나 배기가스, 농약 등 유해 물질에 노출되면 부교감신경이 강하게 반응하게 되죠. 즉, 알레르기는 청결하지 못한 생활 환경과 게으르고 나태한 생활습관이 원인입니다. 알레르기는 면역 과잉 반응이기 때문에 꽃가루나 진드기 등의 알레르겐(Allergen, 티끌, 진드기, 동물의 털, 식품, 건축 재료, 섬유, 꽃가루, 곰팡이 등 증상의 원인이 되는 물질)이나 스트레스를 받았을 때 항원 항체 반응을 일으켜 더욱 격렬하게 반응합니다. 피부에서 일어나면 아토피성 피부염, 코 점막에서 일어나면 알레르기성 비염, 목 점막에서는 기관지 천식, 눈 점막에서는 알레르기성 결막염, 코와 눈의 점막에서는 화분증으로 나타납니다.

몸속에 알레르겐이 들어가면 림프구는 이 물질을 없애려고 합니다. 알레르겐이 몸속에 침입하면 대식세포의 명령을 받아 먼저 알레르겐을 항원으로 인식하고 T세포가 B세포에게 '항체를 만들라' 는 지령을 내립니다. 그러면 지령을 받은 B세포에서는 IgE 항체(Immunoglobulin E, 지나친 알레르기 등을 일으키는 면역세포)가 만들어집니다. 그러면 피부나 점막에 IgE 항체의 수용체를 가진 비만 세포로부터 히스타민(Histamine, 몸 안에 생기는 독성이 있는 물질)등의 화학물질이 나오게 됩니다. 그 결과 염증을 일으켜 피부에 아토피의 붉은 기운이나 가려움, 기관지에서는 기침, 코에서는 재채기, 코 막힘 등의 증상이 일어나는 것입니다. 알레르기 질환은 림프구가 많아지고 과립구가 적어진 상태입니다. 원래 15~20세가 되면 림프구 수는 점점 줄어들어 적정한 수치가 되지만, 과보호 속에서 자라면 림프구가 계속 늘어나서 알레르기 질환도 계속됩니다. 기관지 천식도 아토피성 피부염과 마찬가지입니다. 항원이나 정신적인 스트레스를 몸 밖으로 내보내려는(치유) 반응에 의해 생기는 일회성 급성 알레르기 반응입니다.

알레르기를 치료할 수 있을까

옛날에는 증상이 나타나더라도 어른이 되면 자연히 치료가 되기에 약을 항상 먹어야 하는 경우는 적었습니다. 그러나 최근에는 약에 의존하는 사람이 많습니다. 부모 입장에서는 중증인 천식이나 아토피 증상이 있는 아이를 그냥 보고 있기 힘들죠. 대증요법(원인이 아닌 증세에 대해서만 실시하는 치료법)으로 약을 사용하면 뒤이어 다른 알레르기 증상이 마치 행진을 하듯 일어나는 경우도 있습니다. 천식의 경우는 스테로이드를 흡입하지만 이는 천식발작 증세만 멎는 일시적인 방법이기 때문에 발작이 일어나면 다시 사용해야 하니 의존증이 됩니다. 스테로이드 의존증이 되면 교감신경 긴장 상태가 지속되고 냉증을 비롯한 증상에 시달리게 됩니다. 이렇게 어릴 때 약을 많이 복용하는 바람에 어른이 될 때까지도 낫지 않고 치료가 어려운 병이 되는 것입니다.

알레르기 증상은 자율신경의 균형이 이루어지면 개선할 수

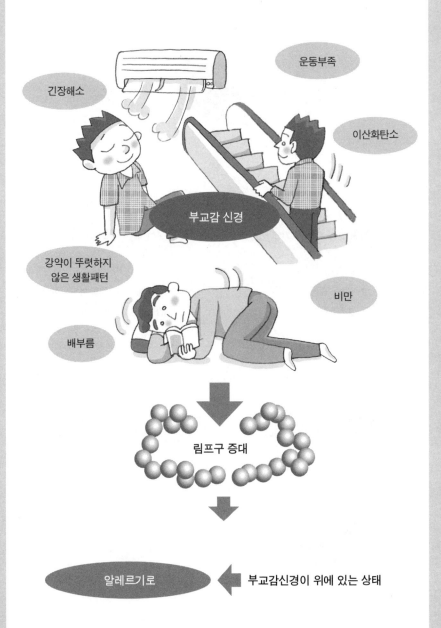

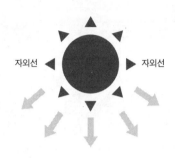

적절한 운동과 자외선	밖에서 놀지 않는다
● 교감신경 활발화 ● 과립구 증가 ● 림프구 감소	● 운동 부족 ● 자외선을 쬐지 않으므로 피부가 희다 ● 부교감신경 활발, 상태 지속 ● 과민 체질

과잉반응하지 않는다	알레르기
피부가 검다	피부가 하얗다

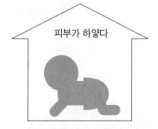

있습니다. 기관지 천식이나 아토피의 근본 치료를 위해서는 환경오염으로부터 벗어나는 것이 우선이고, 특히 기관지 천식의 경우는 입으로 하는 호흡을 해서는 안 됩니다. 대증 요법에만 의존할 것이 아니라 우선은 기본적인 생활 방식을 바로잡는 것부터 시작하시기 바랍니다.

손상처럼 보이는 몸의 치유 반응

현대 의학이 빠른 시간 동안 급격히 발달한 것은 분명합니다. 하지만 여전히 질병의 근본 원인이나 인간이 원래 갖추고 있는 면역력, 그리고 신체의 자체 방어 반응에는 그다지 관심을 기울이지 않습니다.

아픈 증상은 나으려는 노력

인간의 몸은 스스로 자신의 몸을 복구하는 놀라운 힘을 갖추고 있습니다. 그것이 통증이나 발열, 습진, 떨림, 염증, 가려움, 노곤함 등과 같은 증상으로 나타납니다. 이러한 증상을 보이면 대부분은 증상이 나빠지고 있다고 생각하고 약을 써서 치료하려는 사람이 많습니다. 하지만 그것은 잘못된 것입니다. 증상들은 혈액의 흐름에 문제가 생기자 몸이 스스로의 힘으로 나으려고 하는 것입니다. 대부분은 내 몸의 면역력이 만드는 치유 반응인 것입니다.

보통 몸이 아프다는 증상을 확인할 때 이마에 손을 대어 열이 나는지 판단합니다. 열이 난다는 것은 균형이 무너진 몸을 복구하고 있는 것입니다. 감기에 걸리면 열이 나서 체온이 높아집니다. 고열이 나며 몸이 나른하고 뼈마디도 쑤시죠. 물론 매우 괴롭습니다. 하지만 이 상황은 감기에 걸려 림프구가 줄어들고 면역력이 떨어져 있기 때문에, 몸이 스스로 열을 내서 체온을 높이고, 림프구를 만들어 바이러스와 싸우려 하고 있는 상황입니다. 몸이 애써 열을 내서 바이러스와 싸우려고 하는데 우리는 오히려 해열제 등을 사용해 열을 내리려고 하는 것입니다. 이것은 치료를 방해할 뿐입니다. 감기에 걸려 열이 나면 '됐다, 잘했어', '낫고 있구나, 고맙다', '조금만 더 힘을 내라'고 생각하면 됩니다. 발열로 림프구를 늘려 자연스럽게 치료할 때까지 기다리는 것이 좋습니다. 그러니 감기에 걸렸을 때는 약을 사용하기보다는 체력이 소모되지 않도록 충분히 휴식을 취하고 영양을 고르게 섭취하는 것이 낫습니다. "감기는 약을 먹으면 일주일, 약을 먹지 않으면 7일"이라는 말도 있습니다. 약에 의지하기보다는 자신의 몸을 믿고 인내한 끝에 열이 내려갔을 때의 상쾌함은 무엇과도 바꿀 수 없을 것입니다.

지금 떨고 있습니까

경풍이나 경련 등의 떨림은 혈액순환을 좋게 하려고 하는 증상입니다. 경풍은 높은 열 때문에 뇌에 산소가 부족해 일어납니다. 이 상태가 계속되면 뇌세포가 파괴되기 때문에 그것에서 벗어나기 위해 떨리는 현상을 일으키는 것입니다. 몸을 조금씩 떨게 함으로써 혈액의 흐름을 좋게 하려는 것입니다.

노년기에 많은 뇌의 질병인 파킨슨병(중추 신경계의 퇴행성 질환. 운동과 언어와 여러 기능이 손상되고, 근육 경직, 떨림, 느린 운동이 대표적인 특징. 심한 경우 운동 능력을 상실하기도 함)에는 '진전'이라고 하는, 몸을 조금씩 떨게 하는 특유의 증상이 있습니다. 이 질병은 흑색질 이상으로 발생하는 것입니다. 흑색질은중뇌에 있는 신경 전달 물질인 도파민을 분비하는 조직입니다. 스트레스가 오래 계속되면 교감신경의 긴장이 이어지고 쉽게 완화되지 않습니다. 이것은 몸은 물론 뇌에도 혈액이 제대로 흐르지 못하게 합니다. 흑색질은 신경세포 중에서도 특히 풍부한 혈액이 필요하기 때문에 뇌로 혈액을 최대한으로 보내려 하고 스스로를 방어하게 되죠. 흑색질이 변하고 분비량이 줄어들면 손발의 떨림이나 경직이 일어납니다. 간질의 발작이나 과호흡 증후군도 같은 반응입니다.

질병은 아니지만 추운 장소에 갑자기 나갔을 때 추위를 넘어 몸이 덜덜 떨리는 것도 혈액의 흐름을 좋게 하려는 자연적인 방어 반응입니다. 갑자기 기온이 낮아진 주위 환경에 대응해 몸을 보호하려는 것이죠.

통증의 대부분은 몸 여러 부위에 발생하는 순환 장애입니다. 면역 활동에 의해 혈액의 흐름이 원활하지 않을 때 일어납니다. 과로 때문에 요통은 허리, 무릎통은 무릎 부분의 근육에 혈액이 제대로 공급되지 않아 생기는 것입니다. 그냥 두면 온몸으로 퍼지기 때문에 이를 막기 위해 이곳에서 복구하기 위해 치료하고 있는 상태입니다. 무거운 물건을 옮기면 허리에 통증이 생기는 것은 움직인 곳에서 젖산이 고여, 그로 인해 혈액의 흐름이 나빠지기 때문입니다. 면역 기능이 이를 낮게 하려고 자연 치유력을 발휘해 혈관 확장에 필요한 프로스타글란딘(Prostaglandin, 전립선 등에서 분비되는 호르몬같은 불포화 지방산의 약제. 위액 분비 억제, 기관지 근육 이완, 혈압 강하, 진통 유발 및 촉진, 피임약 따위로 씀)이라는 물질을 내보내 발열이나 통증을 일으킵니다.

이런 증상은 물건을 옮기는 등 무리를 하는 원인에서 벗어났을 때 일어납니다. 무리를 하면서, 혹은 그 직후에는 모르다가 하루나 이틀 정도 지난 후 통증이 시작되는 것이죠. 두통, 생리통 등의 통증도 무리를 한 상태에서 벗어났을 때 일어납니다. 이들 모두가 그 부분에 혈액의 흐름을 다시 좋아지게 하기 위한 단계인 것입니다. 그러니 이제부터 머리가 아프면 '머리에 피가 지나가니 좋다'고 생각하면 되고, 허리가 아프면 '혈액 흐름이 좋지 않았으니 이제 회복되고 있구나'하고 생각하면 됩니다.

몸이 자주 붓는다고 고민하는 사람도 마찬가지입니다. 붓는 것도 혈액의 흐름을 높여 복구하고 있는 과정입니다. 동상은 추위로 생긴 혈액순환 장애와 조직 장애 때문에 생깁니다. 그때 몸속에서는 혈관 확장에 필요한 프로스타글란딘이나 아세틸콜린을 분비시킵니다. 이 과정에서 일시적으로 심한 부기와 통증, 가려움이 찾아옵니다. 가려움 역시 통증에 해당하는데, 가려움이 지나치면 무척 아프기까지 하죠. 하지만 이 모든 가려움이나 통증, 부기는 상처가 회복되거나 조직을 복구하기 위해 몸 자신이 하는 치료입니다. 오히려 마음을 편하게 먹고 있는 것이 낫습니다.

장기의 부기도 마찬가지입니다. 예컨대 '스트레스병', '고3병'이라고 부르는 15~19세의 수험생 자녀들에게는 궤양성 위염이나 대장염이 많습니다. 이 장기의 내부를 내시경으로 보면 무척이나 부어 있습니다. 이는 내 몸에서 궤양을 부어서 치료하고자 하는 것입니다. 안타깝게도, 이럴 때 소염진통제를 먹으면 치료할 기회를 스스로 잃어버리게 됩니다. 약을 먹음으로써 오히려 상태는 더 나빠지고, 그에 따른 또 다른 증상으로 고통받게 됩니다. 그러면 학부모들은 급한 마음에 당장의 증세를 치료하기 위해 더 많은 약을 먹이게 되죠.

그 결과 아마 병원에 가기 싫다고 반항한 자녀가 병원에 간

발진 · 가려움

● 아토피성 피부염

스테로이드제 사용을 중단한다.
리바운드(종기나 염증)에 의하여
붉게 부어오른 피부나 누런 고름
은 산화 변성 콜레스테롤을 몸 밖
으로 배출하고자 하는 치유 반응.

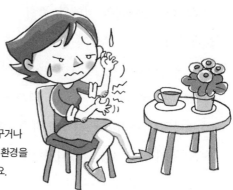

● 청소를 하거나 음식 메뉴를 바꾸거나
따뜻한 석회수로 욕조를 데우거나 환경을
바꾼다. 때로는 바깥의 자외선도 필요.

통증

근육을 사용하여 젖산 등의 피로 물질이 고이면 혈액의 흐름이 나빠진다. 이를 개선하려
고 몸은 통증을 동반해 아세틸콜린, 프로스타글란
딘, 히스타민 등을 늘린다. 혈관을 확장시켜 혈
액의 흐름이 증가하는 동시에 지각신경에
과민하게 반응하는 작용이 있어서 통증
이나 부기가 일어난다.
통증이나 부기는 혈액의 흐름을 좋게 하
고 피로한 근육을 원상태로 되돌리려고
하는 치유 반응이다.

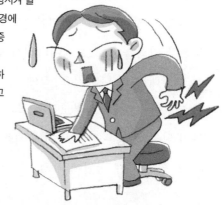

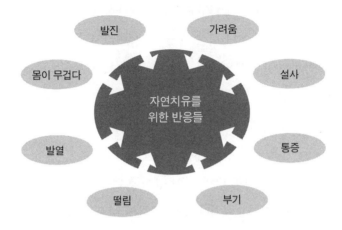

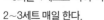

떨림

● 파킨슨병

웃는다, 즐거워한다, 희망을 기다린다

교감신경을 긴장 상태로 만드는 약을 먹지 않는다. 소염진통제나 수면제, 항불안제를 함께 사용하는 것도 그만둔다. 현재 자주 복용하는 약을 중지하고 운동이나 두부 마사지, 입욕, 손톱 마사지 등으로 부교감신경을 높인다. 몸을 움직이기 힘들어지지만 스스로 할 수 있는 범위 내의 체조나 운동을 매일 계속한다. 뇌에 혈액이 원활하게 흐르게 하기 위해 과식하게 되면 위에 혈액이 집중되므로 적게 먹도록 한다.

● 두부 마사지

손바닥을 갈퀴처럼 구부리고 머리꼭지 ~머리 뒷부분~목, 머리꼭지~머리 옆부분~목으로 두피를 위아래로 꼼꼼하게 문지르면서 혈액을 훑어내듯 하는 기분으로 마사지한다. 각 4~5회를 1세트로 하여 하루 2~3세트 매일 한다.

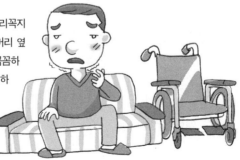

자녀보다 회복될 확률이 더 높을지도 모릅니다.

앞서 등장했던 알레르기 증상도 마찬가지입니다. 발진은 면역 세포가 작용해 몸에서 나쁜 것을 밖으로 없애려고 하는 상태입니다. 아토피성 피부염에서 습진이 일어나는 부위는 관절이 구부러지는 곳이거나 혈액의 흐름이 제대로 이뤄지지 않는 곳입니다. 염증이 생기면 가려움이 생기는데, 이를 이용해 잘 긁거나 살짝 눌러주면 혈액이 원활히 흐르는데 좀 더 도움이 되기도 합니다. 하지만 이때 너무 박박 긁어 상처를 내는 것은 물론 좋지 않습니다. 붉게 부어오르거나 누런 고름이 나오는 것은 오랜 기간 동안 스테로이드제를 사용한 사람에게 잘 나타나는데, 피부에 쌓여버린 산화 콜레스테롤을 몸 밖으로 내보내려는 것입니다.

이러한 치유 반응을 멈추는 것은 잘못된 치료입니다. 어딘가 막혀버려 원활하지 않은 혈액의 흐름을 다시 좋게 하기 위해서는 반드시 이러한 증상이 따라옵니다. 바로 약을 찾으려는 그 순간 몸은 반드시 자연 치유를 하고 있음을 잊지 마십시오.

약으로는 낫지 않는다

오늘날의 의학은 급성 감염증이라든가 부상 등의 구급 의료에는 뛰어난 위력을 발휘하고 있습니다. 의료 기술이 발전했고 증상에 대해 짧은 시간에 빠른 진단을 내리도록 많은 방법들이 개발되었기 때문이죠. 하지만 만성적인 질병에는 손을 쓰지 못하고 있습니다.

약의 악순환

질병을 완전히 뿌리 뽑기 어려운 이유는 질병의 원인을 제대로 알지 못한 채 치료를 하고 있기 때문입니다. 원인을 알지 못하기 때문에 대부분은 대처 요법밖에는 쓸 수 없습니다. 허리가 아프면 습포제, 혈압이 높으면 혈압을 내리는 약 등 원인과는 관계없이, 적어도 증상이 가벼워지거나 검사 수치가 좋아지는 것에만 집중해 처방을 합니다. 그러니 아무리 열심히 복용해도 일시적일 뿐이고 좀처럼 낫지 않습니다.

약은 심하게 아플 때 1~2주간 먹을 수는 있습니다. 하지만 6개월 또는 1년씩 대처 요법의 약을 먹어서는 안 됩니다. 단연코 대처 요법의 약으로 2주일 이상 먹어도 좋은 약은 없습니다. 오히려 약을 열심히 먹은 사람은 상태가 나빠지기 시작합니다. 허리가 약간 아프다고 하여 습포제를 붙이면 그것이 원인이 되어 혈압이 높아지고, 혈압을 낮추기 위해 혈압 강하제를 먹고, 그러면 몸이 차가워서 밤에 잠이 잘 오지 않습니다. 그러면 수면제를 찾게 되겠죠. 수면제를 먹게 되면 심장이 뛰고 불안한 증상이 생깁니다. 그러면 또 항불안제를 먹습니다. 이렇게 끝없이 약은 점점 늘어만 갑니다. 약이 증상을 악화시키고 그래서 다른 약을 먹게 되는, 이른바 약이 약을 부르는 결과에 이르러 더 이상 약 없이는 살 수 없게 되는 지경에 이르고 우리 몸을 지킬 수 없습니다.

약을 많이 먹는 것은 교감신경을 위로 올라가게 만듭니다. 몇 종류나 되는 약을 먹음으로써 교감신경이 긴장하면 혈관이 수축되므로 혈액 흐름에 문제가 생깁니다. 안색도 나빠지고 눈이나 콩팥 등 혈액이 다른 곳보다도 원활히 공급되어야 하는 곳은 바로 피해를 입게 됩니다. 면역력은 떨어지고 증상은 더욱 나빠집니다. 여기에 약은 이미 내성이 생길대로 생겨 이제까지먹었던 약보다 더 많은 약이 필요하게 됩니다. 화학적으로 합성된 약은 독물과 같은 의미가 있습니다.

그렇기 때문에 몸에 들어왔을 때 간에서 해독하지 않으면 안 됩니다. 그러면 간뿐만 아니라 몸 전체에 굉장한 부담이 되게 마련입니다. 실제로 대여섯 종류 이상의 약을 먹고 있는 사람은 모두 맥박이 빠르고 장시간 노동으로 고생하고 있는 것과 같은 정도의 부담을 느낍니다. 몸이 나으려고 약을 먹으면서 실제로는 굉장한 스트레스를 받으며 중노동을 하고 있는 것과 같은 상태인 것입니다.

병원에 가서 어깨가 결리고 혈압이 높다고 진단을 받아도 명확한 원인을 들은 적이 있나요? 아마 정확하게 원인을 알려 주는 의사는 없을 것입니다. 원인 불명이라고밖에 나오지 않기 때문에 본태성 고혈압증(원인이 명확하지 않은 고혈압증)이라는 병명을 붙이고 혈압 내리는 약을 처방해 줍니다. 혈압약이라면 먹어도 좋다고 생각할지 모르겠지만, 혈압약 역시 몸에 좋지 않습니다.

단순히 증상을 없애려 하지 말고 고혈압이 되는 이유를 생각해 봅시다. 흥분을 잘하는 사람은 높은 혈압으로 인한 만반의 준비를 하고 있지 않으면 말초까지 혈액순환이 이루어지지 않기 때문에 몸이 스스로 미리미리 혈압을 올릴 준비를 하고 있습니다. 언제나 화를 잘 내는 사람의 경우 혈압을 최고 180까지 높이고 있어야 하는 것입니다. 화를 내더라도 혈압이 200을 넘는 수준까지 되지 않으면 박력이 생기지 않습니다. 그만큼 필요가 있어서 혈압을 높이고 있는데도, 고혈압을 나쁜 것이라고 생각하고 혈압만을 내리려고 합니다.

그러면 순환에 문제가 생겨 안색이 좋지 않고 몸의 어딘가에 이상이 생깁니다. 이런 불량 상태가 계속되면 몸의 이상 증상에 따라 또 다른 약까지 먹게 되죠. 왠지 마음이 뜨끔하지 않습니까? 그러니 우선 화를 내는 버릇부터 고치도록 하십시오. 몸이 괜한 분노에 긴장하며 준비할 필요가 없도록 합니다. 괜한 혈압을 높이는 것은 중요한 곳에 쓰일 에너지를 쓸데없이 낭비하게 만듭니다.

만병통치약을 찾아라

예부터 일본인은 모두 약을 좋아합니다. 일본이 오래도록 사용해 온 약은 약초를 달여 치료하는, 독성이 강하지 않은 약입니다. 약에 대해 품어 왔던 이미지는 우수함, 그리고 약사나 의사의 미소 띤 얼굴과 '자, 드세요, 금세 나을 겁니다' 라는 위로입니다. 메이지 유신을 거쳐 특히 제2차 세계대전 뒤에 항히스타민제, 항암제, 항우울제, 스테로이드, 소염진통제 등의 서양의 약이 들어오고, 강한 약이 개발되어 일시적으로는 많은 효과를 보기도 했습니다.

하지만 병원에서 나오는 약은 모두 몸을 차게 하는 약입니다. 허리가 아프고 머리가 아플 때 나오는 소염진통제, 습포제도 마찬가지입니다. 특히 소염진통제는 몸이 혈류를 복구하고자 내보내는 프로스타글란딘의 생산을 방해하여 혈관을 막아 버리는 약입니다. 일시적으로 통증이나 부기를 멈추지만, 오래 사용하면 몸 전체가 차가워지고 교감신경이 위로 올라가게 됩니다. 결국 과립구가 전체적으로 늘어나 위가 상하는 결과를 낳습니다. 근본적으로 질병을 치료하는 약이 아닙니다.

이는 한국인도 마찬가지입니다. 특히 어디가 아프다고 하면 약국에 가서 약을 달라거나 병원에서 주사를 놓아 달라고 하는 적극적인 환자들이 많습니다. 하지만 이는 무모하고 위험한 것입니다.

화분증 치료에 사용되는 항히스타민제나 스테로이드는 코에 뿌리는 약으로, 재채기나 콧물은 멈추더라도, 꽃가루는 그대로이기 때문에 몸속의 림프구가 늘어나고 사소한 자극에도 과민하게 반응을 하게 됩니다. 그러니 치료를 함에도 불구하고 화분증은 덧나고 악화되기만 합니다. 예민한 몸을 자꾸 자극해 건드리는 셈이죠.

아토피성 피부염에 사용되는 스테로이드제는 어떨까요. 이는 콜레스테롤에서 합성해 만들어지는 부신피질 호르몬입니다. 오래 사용하면 산화되어 성질이 변한 콜레스테롤이 피부에 쌓입니다. 이렇게 쌓인 산화 물질이 몸을 자극하고 교감신경은 긴장 상태가 됩니다. 그러면 과립구가 늘어나고 피부 조직에 들어가 염증이 일어납니다. 염증을 억제하기 위해 다시 많은 스테로이드제를 바르게 되죠. 결국은 백내장이나 녹내장, 골수의 성장 저해, 감염증에 걸리기 쉬워집니다. 그리고 불면 등의 증상까지 일어나게 됩니다.

스테로이드 사용을 오래 한 사람을 보면 피부가 검붉고 뻣뻣한데, 중단하지 않으면 피부는 원상태로 돌아가지 않습니다. 그렇다고 이 상황에서 스테로이드제를 당장 중지하면 종기나 고름과 같은 리바운드가 생깁니다. 리바운드는 평생 동안 몸에 쌓인 산화 변성 콜레스테롤을 면역이 몸 밖으로 내보내기 위해 생기는 것입니다. 그리고 스테로이드제를 계속 먹기도, 당장 끊기

: 주요한 스테로이드제

스테로이드제는 근본적으로 질병을 치료하는 약이 아니라 증상을 조절하는 약이다.
일시적으로 증상이 낫더라도 재발되며, 그것이 되풀이되면서 점점 더 나빠진다.

최 강	델모베트, 디플로랄, 다이아코트
강 함	마이저, 메세델름, 린데론DP, 플루메터, 안티베이트, 톱신, 시마론, 비스탐, 네리조나, 텍스메틴, 단델, 아드콜틴, 아데손
중 간	보알라, 잘크스, 리드메크스코크, 린데론V, 베트네베트, 알코트, 풀존, 프로파델름, 에크라, 토크담, 풀베안
조금 약함	알타메, 레다코트, 케나콜트A, 플란콘, 킨다베트, 테스토겐
약함	브레드니조론, 콜테스, 오이라존D, 그리메사존, 데카드론, 덱사메사존, 드레니존, 다브베타, 오이락스H, 테라 코드릴, 델포PD

: 스테로이드제 부작용

비 만	둥근 얼굴	발암 작용	불 면
백내장 · 녹내장	대퇴골 골두 괴사		스테로이드 궤양
골수의 성장 저해	노화 촉진 작용	감염증에 걸리기 쉬움	

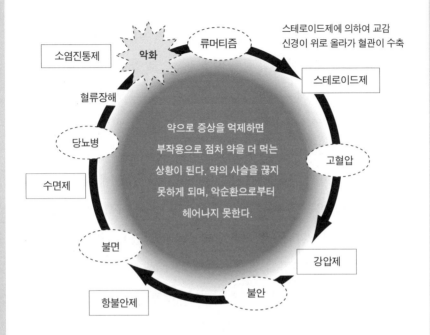

스테로이드제에 의하여 교감
신경이 위로 올라가 혈관이 수축

소염진통제

악화

류머티즘

스테로이드제

혈류장해

당뇨병

약으로 증상을 억제하면
부작용으로 점차 약을 더 먹는
상황이 된다. 약의 사슬을 끊지
못하게 되며, 악순환으로부터
헤어나지 못한다.

고혈압

수면제

불면

강압제

항불안제

불안

- 면역이 과도하여 류머티즘을 일으키는 질병이라고 한다.
- 스테로이드가 처방되면 부기나 통증이 생긴다.
- 교감신경이 긴장하여 혈압이 올라간다(고혈압).
- 강압제 때문에 맥이 빨라지고 불안해진다.
- 항불안제 때문에 당의 대사가 촉진되어 당뇨병이 생긴다.
- 교감신경이 다시 긴장하여 혈액의 흐름이 나빠진다.
- 통증이 온몸에 미치고 소염진통제로 혈액의 흐름이 나빠진다.

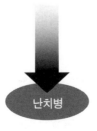

난치병

도 어려운 상황이 되는 것이죠. 일단은 약을 당장 끊기보다는 서서히 줄여 가는 시도를 할 필요가 있습니다. 가능한 대로 몸을 따뜻하게 해야 합니다. 이는 면역의 움직임을 도와주고 혈액의 흐름을 좋게 하여 산화 물질을 효과적으로 없애줍니다.

스테로이드제에 의존하면 교감신경이 긴장하게 되어 고혈압이 생기고 마음 상태도 불안해집니다. 그러면 또 항불안제를 먹어야 하며, 당의 대사를 촉진하기 위해 당뇨병약도 먹습니다. 그러면 혈액의 흐름이 나빠지고 관절 이상이 온몸에 나타나게 됩니다. 그러면 또 통증을 멈추기 위해 소염진통제를 먹어야 하죠. 마치 도미노처럼 앞의 약으로 인해 끊임없이 이상 증상이 생기고 그것을 치료하기 위해 줄줄이 약에 기대게 됩니다. 끝없는 약의 악순환에 시달리는 것입니다. 근본적으로 치료하려면 일단은 염증을 일으킬 만큼 일으키는 것이 좋습니다.

질병은 모두 따뜻하게 하여 치료한다

질병의 80%는 교감신경 긴장 상태가 계속되면서 혈액의 흐름이 원활하지 않아 저체온이 되어 일어납니다. 심장이나 혈관에 부담이 되어 일어나는 협심증 · 부정맥 · 심근경색(심장에 있는 관상동맥에 순환장애가 생겨 발작성 쇼크 상태가 되는 심장질환)

도, 몸을 무리하게 되면 일어나는 질병인 거미막하출혈(뇌나 척수를 덮고 있는 세 층의 수막 가운데 중간의 얇은 막인 거미막과 뇌를 직접 싸고 있는 투명한 막인 연질막 사이의 뇌척수액이 차 있는 공간에서 일어나는 출혈. 뇌졸중과 비슷한 증상)도, 약을 많이 복용해 생기는 질병도 모두 그 원인은 같습니다. 다시 말하면 저체온은 모든 질병의 근원, 뿌리인 것입니다.

생활습관부터 다시 점검하자

교감신경의 긴장으로 일어나는 통풍이나 담석증, 요로결석증도 쉽게 흥분하는 생활습관 때문에 대사가 빨라져 여러 가지 노폐물, 요산이나 콜레스테롤의 수치가 핏속에서 높아져 생깁니다. 높아지는 것만으로는 아직 병이 아니지만, 계속 무리하는 상태가 되면 혈액의 흐름이 끊어져 저체온이 되고, 노폐물이 제대로 녹지 않고 결정 상태로 변해 병이 되는 것입니다. 제대로 녹지 않은 요산이 바늘 같은 결정이 되면 통풍으로, 콜레스테롤은 담석증으로, 칼슘은 요로결석으로 나타납니다. 그러니 무리하거나 안색이 나빠지고 있다면 당장 체온을 높이는 것이 좋습니다. 일단 체온을 높이는 것만으로도 면역력은 강해집니다. 혈액은 면역 그 자체이기 때문에 혈액의 흐름만 좋아져도 증상이 나아집니다. 계속 강조하지만 질병의 원인은 무리한 생활습관이기 때문에 생활방식을 바꾸는 것이 가장 좋습니다. 그리고 질병의 고통에서 우선 벗어나려면 몸을 따뜻하게 하는 것이 중요합니다.

통증은 몸의 치유 반응입니다. 때문에 스스로 가진 몸의 치유력을 방해하지 않으면서, 통증으로부터 벗어나는 방법은 적극적으로 혈액의 흐름을 늘려 치유를 도와주는 것입니다. 혈액의 흐름이 활발해지면 조직은 그 시점부터 회복되기 시작합니다. 먼저 당뇨병이나 파킨슨병 등의 전신병은 몸 전체를, 요통이나 무릎통은 어느 한 부분을 따뜻하게 해줍니다. 여러 번 해도 좋지만, 통증이나 발열은 몸이 스스로 낫고자 하는 치유 반응이기 때문에, 요통이나 무릎통을 치료하기 위해 병원에 가서 습포제를 바르는 것은 소용이 없습니다. 온습포든 냉습포든 통증을 멈추는 성분이 들어 있기 때문에 이 성분의 활동으로 혈관이 수축해 혈액의 흐름은 좋아지지 않습니다. 더욱이 피부를 통해 흡수하기 때문에 몸의 일부분은 물론이고 온몸에까지 혈액의 흐름이 원활하지 않게 됩니다. 그러면 새로운 부분에 다른 혈액순환 장애가 일어나고 고혈압과 당뇨병, 변비 등의 질병이 생기기 쉬워집니다.

따뜻하고 편안한 생활

혈액의 흐름과 순환에 장애를 일으키는 원인의 대부분은 근육 피로와 냉기입니다. 그러니 요통도 무릎통도 따뜻하게 하면서 치료하고 재발하지 않도록 조금씩 근육을 붙이면 낫습니다.

뚱뚱해서 생기는 요통이나 무릎통은 운동을 해서 근력이 좋아지면 에너지 소비도 자연히 많아지기 때문에 체중이 줄어들어 일석이조입니다.

치료의 해법은 보온과 근육 운동에 있습니다. 처음에는 무리하지 않고 움직일 수 있는 범위 내에서 부드러운 운동으로 시작합니다. 근육을 자극해 열을 내고 혈액의 움직임을 늘려 나갑니다. 운동은 무리하지 않고 운동량을 서서히 조절해 근력을 높여 줍니다. 낙천적이고 즐거운 생활을 해온 사람의 경우 살찐 사람이 많은데, 이들은 몸을 약한 근육으로 지탱하고 있기 때문에 피로해지기 쉬워 요통이 많이 생깁니다. 적극적으로 근육 운동에 정성을 쏟도록 합니다. 코르셋과 같은 보정속옷이나 젊은이들이 많이 입는 스키니진 등 혈액의 흐름을 막는 옷은 되도록 입지 않는 것이 좋습니다.

보온에는 탕파(몸을 덥히는 기구)나, 욕탕, 족탕, 복대, 건강 침구를 활용하여 따뜻이 하고 체온을 높여 몸을 보호하는 것이 가장 좋습니다. 건강해서 아직 충분히 움직일 여력이 있는 사람은 뜨거운 욕탕에 단숨에 들어가면 몸을 재빨리 따뜻하게 할 수 있습니다. 그러나 지나치게 뜨거운 온도는 몸의 에너지를 재빨리 써버리기 때문에 쉽게 피로해집니다. 어디까지나 자신이 기분 좋다고 느끼는 온도에서 따뜻하게 하는 것이 바람직합니다.

다시 한번 강조하지만 혈액의 움직임이 회복될 때는 반드시

통증이 따라옵니다. 더욱이 통증을 멈추는 약이나 소염진통제
(아스피린, 인도메타신 등)를 장기간에 걸쳐 사용하던 사람이 갑
자기 약을 중지하면 혈액의 흐름이 갑자기 나아지면서 통증이
매우 심해질 수도 있습니다. 그러나 이것은 치유 반응입니다. 전
혀 낫지 않는다고 착각해 약을 다시 사용하지 않도록 하십시오.
나으려고 하는데 그 시기를 못 참고 소염진통제를 다시 먹으면
치료 단계를 멈추어 버립니다. 이래서는 소용이 없습니다. 그러
므로 자신의 몸을 살피면서 인내할 수 있는 통증의 정도를 파악
해 조금씩 실천합니다.

지금까지의 얘기를 읽다보면 약을 절대 먹지 말고 무조건 참
으라는 것인가 하는 의문이 생길 것입니다. 하지만 이것은 약을
절대 사용해서는 안 된다고 말하는 것이 아닙니다. 염증이 생겨
통증을 참을 수 없거나 부기가 가라앉지 않아 심하게 아플 때는
약을 사용하는 것이 좋은 경우도 있습니다. 중요한 것은 습관적
으로, 항상 사용하지 않는 것입니다.

약을 사용하면 일시적으로 증상이 억제되기 때문에 낫는 것
같은 기분이 듭니다. 그러나 사실은 교감신경을 긴장시키고 저
체온을 일으켜 다른 질병까지 생기게 합니다. 자연스럽게 치료
하려고 하는 치유력까지 막아 버리는 것입니다. 기본적으로는
치료가 되고 있는 것이 아닙니다.

게다가 만성병의 치료약은 대부분 오래 먹기 때문에 질병은

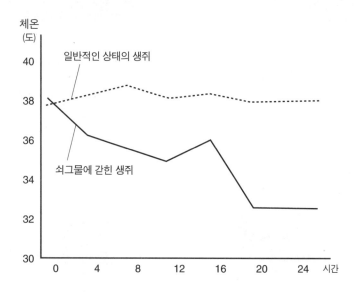

체온
(도)

일반적인 상태의 생쥐

쇠그물에 갇힌 생쥐

40
38
36
34
32
30

0   4   8   12   16   20   24   시간

쇠그물에 가두고 움직이지 못하게 한 생쥐는 스트레스를 받아 38도이던 체온이 점차 떨어졌다. 오줌을 싸기도 했다, 그물에서 풀어주자 체온이 올라가는 듯했으나 곧 다시 체온이 내려갔다.

● 생쥐의 직장에 체온계를 넣어 스트레스와 체온의 관계를 실험했다.
그 결과, 1마리의 생쥐가 저체온인 경우 같은 그물에 들어간 생쥐는 모두 저체온 증상을 보였다. 저체온인 생쥐를 자세히 보았더니 서로 꼬리를 갉아 상처투성이였다. 스트레스 때문에 모든 생쥐가 저체온 상태가 된 것이었다. 저체온 생쥐의 백혈구에는 과립구가 많았고 건강 체온의 생쥐에는 림프구가 많았다.
실험 결과 저체온을 일으키는 중요한 원인은 스트레스인 것을 알 수 있다.

생쥐를 30℃의 물과 20℃의 물에 5시간 동안 넣어 스트레스를 주니 20℃의 물, 즉, 저온 환경에 있던 생쥐에게는 위궤양이 생겼다.

저체온인 경우 스트레스로 내부 장기도 손상을 입기 쉽다는 것을 알 수 있다.

심한 스트레스

교감신경이 위에 놓임

아드레날린의 분비

과립구 증가
활성산소 증가
혈액순환 장애

저체온

질병 · 통증의 발생

정상인 쥐

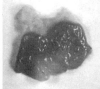

30℃의 탕에 5시간 있던 생쥐의 위

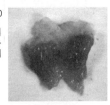

20℃의 물에 5시간 있던 생쥐의 위

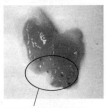

이 부분에 위궤양이 생김

영원히 사라지지 않습니다. 60대 전후의 고혈압이나 당뇨병 환자들은 대체로 10~15년 전부터 약을 먹고 있는 경우가 많습니다. 40대에 무리를 계속하여 일한 결과 병이 생긴 것입니다. 지금부터라도 질병의 근본적인 원인이나 약의 악순환을 이해하고 약에 의지하려는 생각을 바꾸기를 바랍니다.

암이 생기는 진짜 이유

3명 중 2명이 걸린다는 암은 오늘날에는 인류 공통의 질병입니다. 주변에서 암에 걸린 사람을 가만히 보면 성실한 사람이나 열심히 일한 사람입니다. 성격도 매우 예민하고 날카로운 사람이 많습니다. 암은 몸과 마음이 쉬지 않고 과로한 나머지 교감신경의 긴장이 최고조에 이른 상태에서 나타납니다. 아무 이상 없이 건강하던 사람이 갑자기 암에 걸리는 것처럼 보이지만, 암 환자의 대부분은 병을 발견하기까지 육체적, 정신적으로 스트레스를 받아 왔습니다. 매우 고통스러운 생각, 힘든 생활을 오래 하다 보니 지쳐 있는 경우가 많습니다.

암은 스트레스를 좋아해

원래 암은 자외선을 지나치게 쬐어 피부암이 생기거나, 독한 소주를 스트레이트로 마셔 식도암이 되는 식으로, 점막이 직접적으로 파괴되면서 생깁니다. 교감신경이 긴장하면 과립구가 늘어나 상재 세포(원래의 기관세포)와 반응합니다. 이것이 염증을 일으켜 점막을 파괴합니다. 화를 잘 내는 사람은 과립구가 직장이나 항문에 몰려들어 치질이 되고, 매일 늦게까지 일하는 맹렬 샐러리맨은 과립구가 구강 점막으로 우르르 달려가 염증을 일으켜 치주염으로 이가 흔들립니다. 피곤하면 잇몸이 붓거나 흔들리는 것은 바로 이 때문입니다. 부부싸움을 심하게 하면서 소리를 지르거나 일하면서 언성을 높이다보면 과립구는 내이나 중이 조직에 몰려 파괴하기 시작합니다. 이것이 돌발성 난청(귀울림, 현기증·평형장애가 생긴다. 보통 한쪽에서 일어난다)이나 메니에르 증후군(이명, 난청과 함께 갑자기 평형감각을 잃고 현기증이나 발작을 일으킴)입니다. 속상한 일이 계속되면 예민한 소화기관인 위의 상태가 나빠지고, 이 틈을 노린 과립구는 위에 몰려들어 미란성 위염(썩거나 헐어서 문드러지는 위의 염증)을 만들어 한 곳에 고름을 내보냅니다. 이것이 점막에서 일어났을 때는 위궤양 등의 궤양이 생기게 되죠. 이 모든 질병들은 무리한 상태가 계속되면서 저체온이 되고 이로 인해 암으로 나타나는 것입니다.

암의 20~30%는 다른 이상은 없는 비만한 사람이나 운동 부족인 사람에게도 발병하는데, 이 경우도 부교감신경이 위에 놓인 상태입니다. 림프구가 이상하게 많고 혈액의 흐름이 원활하지 않으며 온 몸이 잘 붓습니다. 물론 이런 상태는 림프구가 많기 때문에 면역력으로 싸울 수는 있어 회복되기는 쉽습니다. 이 경우는 오히려 침이나 뜸 등의 스트레스를 주면 낫기 어렵습니다.

여기서 중요한 것은 암세포가 저체온을 무척이나 좋아한다는 사실입니다. 이제까지는 암세포가 새로운 혈관을 만들고 영양분을 빼앗아 세포수를 늘리면서 살고 있다고 알고 있었지만, 최근 연구에서는 해당계(解糖系) 회로(당분을 분해하여 젖산을 만드는 곳)에서 당분을 먹으면서 살아가고 있다는 것이 밝혀졌습니다. PET(Positron Emission Tomography, 양전자방출단층촬영. 몸의 어떤 조직에 기능이나 대사의 이상이 있는지를 알 수 있고, CT나 MRI 같은 방사선 촬영 검사로 이미 발견된 조직의 기능과 대사 변화에 대한 추가적인 정보 조사)라는 암검사도 포도당이 암세포에 모이는 것을 이용하고 있습니다. 그러면 밥이나 빵, 탄수화물, 케이크나 단것, 포도당이 되는 것은 암이 되지 않기 위해 먹지 않는 것이 좋을까요? 하지만 그렇게 단순하지는 않습니다.

암세포는 산소를 싫어합니다. 그래서 혐기성 호흡(산소를 필요로 하지 않는 호흡)으로 에너지를 만들며 살아갑니다. 혈액순환이 나쁘고 저체온인 상태가 되면 암세포는 기세가 등등해집니다. 이때 가장 왕성하게 활동하면서 수를 늘립니다. 암세포가 가장 활발하게 움직이는 체온은 35도로, 33도가 겨울철 산에서

조난된 사람이 얼어 죽기 직전, 환각이 보이는 체온이기 때문에
1~2도의 차이로도 생명과 건강은 크게 달라집니다.

암이 전이되는 진짜 이유

반대로 암세포가 활동하기 어려운 것은 혈액순환이 잘 되는
바람직한 몸속 환경입니다. 암세포는 정상 세포에 비하면 열에
약해 41도 이상에서 없어지고 42.5도를 넘으면 대부분이 전멸
합니다. 그러니 발열이야말로 암을 치료하는 최대의 기회인 셈
입니다. 몸속의 가슴샘외분화T세포가 암을 알아차려 NK세포와
함께 암세포를 먹어치우고, 암조직 주변에서 염증을 일으켜 열
을 내기 시작합니다. 해당 부위의 열에 견딜 수 없기 때문에 온
도가 낮은 다른 곳을 찾아 움직이는 것입니다. 여기서 발생한
암이 전이되는 이유가 드러납니다. 대부분 전이는 암세포가 번
져 악화하는 말기 암의 징후라고 생각하지만 실은 그렇지 않습
니다. 전이는 암이 작아지고 없어지는 증상이고, 나으려는 증거
입니다. 자연적으로 없어지는 경우에는 출혈을 하기도 합니다.

전이를 말기 암이라 생각하고 대부분 항암제를 사용합니다.
그러나 항암제를 사용하면 림프구를 만드는 골수의 조혈소를
파괴해 없어지려고 하던 암세포가 다시 살아납니다. 항암제를
사용하는 날부터 체온이 내려가고 안색은 창백해지고 머리털이
빠집니다. 치료 과정임에도 불구하고 몸은 더욱 힘들고 고통스

러워집니다. 암의 힘을 빼앗는 동시에 생명력까지도 빼앗는 셈이죠. 한마디로 다 죽어가는 모습으로 변합니다. 그런 부작용을 참아내고서라도 치료가 된다면 좋겠지만 항암제는 면역으로 보면 치료 반응을 방패삼아 오히려 암을 촉진시키는 치료입니다. 항암제를 만능약으로 생각하고 사용하는 것은 오히려 환자를 치료에서 영원히 멀어지게 할 뿐입니다.

다시 우리 생활 방식을 들여다보겠습니다. "나 아니면 안돼", "나밖에 할 사람이 없어", "무슨 일이 있더라도 끝까지 해야 해"라는 생각으로 무엇이든 지나치게 열심히 하려고 합니다. 하지만 생각을 조금 바꿀 필요가 있습니다. 과로하지 않더라도 자신을 대신할 사람은 얼마든지 있습니다. 자신의 몸을 지키기 위해서는 무리하는 생활방식을 바꾸는 용기가 필요합니다. 몸이 정말 힘들다고 생각되면 1시간 일찍 퇴근하는 것도 요령입니다. 컴퓨터의 화면을 오래 보지 말고, 일도 적당히 합니다. 사무실에 앉아 손가락으로 컴퓨터를 움직이기만 하는 사람들은 육체노동을 하는 사람보다 큰 무리를 하지 않는다고 생각합니다.

하지만 무리해서 일해도 늘어나는 고혈압은 170, 180mmHg에 그치는 반면, 컴퓨터의 화면을 오래 보면 가장 먼저 눈이 피곤해집니다. 이를 안정피로(眼精疲勞, 눈을 계속 쓰는 일을 할 때 눈이 느끼는 증세)라고 하는데, 그 수치가 200mmHg를 넘습니다. 이 상태는 잔뜩 화가 난 것과 같은 정도의 심한 고혈압입니다. 당연히 몸에 부담이 되고 교감신경 긴장 상태로 과립구가 늘어납니다. 암을 유발하는 환경이 만들어지는 것이죠. 컴퓨터 화면을 보는 시간을 적절히 줄이고, 특히 밤 늦게까지 들여다보는 일은 없도록 합니다. 가장 적절한 컴퓨터 사용은 50분 정도 들여다봤다면 10분 정도 쉬는 것입니다.

여성의 경우도 마찬가지입니다. 특히 여성의 생식기는 매우 예민한 부위로 몸 상태에 따라 많은 영향을 받습니다. 피곤하고 스트레스가 많으면 생리 주기가 바로 불규칙해지거나 피의 양이 들쭉날쭉 해지는 것을 아마 여성들 대부분은 경험했을 겁니다. 무리한 생활을 하는 여성은 유방암이나 자궁암, 난소암이 되기 쉽고, 혈액순환이 나빠져 조직이 파괴되기도 합니다. 특히 여성들에게 "몸을 항상 따뜻하게 하라"고 하는 이유는 몸 상태가 좋지 않으면 차가운 부위부터 나빠지기 때문입니다. 유방은 다른 기관들과 달리 외부로 돌출되어 있고, 자궁이나 난소도 냉기에 약하기 때문에 직접적인 표적이 됩니다. 사무실 등의 냉방으로 몸이 차가워지고 교감신경이 긴장 상태가 되면 이것이 쌓이고 쌓이다가 결국 40대쯤에 암이 발생하는 사람이 많습니다.

물론 우리는 돈도 많이 벌고 인정받고 싶어 열심히 일합니다. 물론 이것은 행복하게 살기 위한 노력입니다. 하지만 아무리 행복한 삶을 살려고 해도 목숨이 붙어 있지 않다면 아무 소용이 없겠죠? 목숨은 그 무엇보다 소중한 것입니다.

1

지나친 욕심은 화를 부른다.
목표의 100%를 넘어 200%까지 욕심내지 않는다.
'목표의 70% 정도 달성하면 된다' 고 하면 정신적인 스트레스가
쌓이지 않고 육체적으로도 부담이 덜어진다.

2

암의 공포로부터 벗어난다.
암은 결코 두려운 것이 아니다. 암세포는 오히려 '약한 세포' 라는
생각으로 잘 치료하려는 마음가짐이 중요하다.

3

면역을 억제하는 치료를 받지 않고, 받고 있으면 중단한다.
그런 치료를 받고 있다면 지금 잘못된 방향으로 가고 있는 것이다.
그런 방법으로 암은 결코 낫지 않는다. 때로는 악화시키기도 한다
는 것을 기억해야 한다.

4

적극적으로 부교감신경을 자극하여 면역을 높인다.
앞에서 설명한 식사법, 호흡법, 입욕법 등 여러 가지 방법을 시도
해본다. 생활 속에서 자연스럽게 습관을 들일 수 있다.

암의 3대 치료

● 수술 : 수술이 방아쇠가 되어 암이 퍼진다.

대부분 수술을 암세포를 가장 확실하게 제거하는 치료법으로 생각한다. 하지만 면역학에서는 수술 그 자체가 면역을 강하게 억제하기 때문에 몸에 부담을 주는 치료법이다. 면역을 최대한 억제한 상태에서 수술로 암조직을 파괴하면 그 속에 있던 강한 산화물이 교감신경을 자극해 과립구가 많아진다. 암이 생긴 부위에 과립구가 많아지면 결국 암은 온몸으로 퍼진다. 바로 전이가 되는 것인데, 때문에 암수술을 할 때는 전이를 막기 위해 림프샘까지 제거한다. 그러면 림프샘에서는 림프구가 나와서 면역은 더욱 강하게 억제된다. 때문에 무조건 수술로 제거하는 것은 좋지 않다. 수술은 조기 암과 초기에 발생한 곳에 머물러 있는 암으로 제한한다.

● 항암제 : 암을 완전히 치료하는 만능약은 없다.

항암제로 완치 가능한 것은 급성 백혈병, 악성 림프종, 고환종양 등. 암은 절대 포함되지 않는다. 물론 항암제는 암의 진행을 느리게 하고 증상이 조금 나아질 수는 있다. 약을 적게 사용하는 저용량 요법은 암을 완전히 죽이지는 못하지만 반사작용으로 림프구 수를 증가시켜 면역력을 높여준다. 하지만 완치는 안 된다. 항암제를 사용하면 체온이 순식간에 34도로 내려간다. 더 심각한 문제는 정상 세포에까지 부작용을 끼치는 것이다. 백혈구와 혈소판, 혈색소가 감소하고, 발열, 출혈, 빈혈, 구역질이나 구토, 마비, 설사, 심한 기침이 계속된다. 피부는 부스스해지고, 타액이 안나오며, 머리가 빠지는 등 거의 모든 부작용이 나타난다. 몸의 신진대사를 억제해서 야위고, 원래 몸이 가지고 있는 치유력도 잃어 간다. 항암제 속에는 암이 발생해 모여 있는 부위에 약을 직접 넣어 암조직의 분열을 막는 것도 있지만, 치료하더라도 안심은 할 수 없다. 방사선으로 정확하게 제거한다.

● 방사선 : 면역 억제를 일으킨다.

방사선 치료는 암과 그 주변의 정해진 장소를 노리고 공격하는 방법. 기술의 발달로 암조직이 있는 부위를 정확하게 치료할 수 있다. 하지만 방사선 치료는 해당 부위를 치료하는 것임에도 불구하고 온몸을 면역 억제 상태로 만든다. 이러한 억제 상태에서 몸은 활력이 없어져 매우 지치게 된다. 이런 피로한 증상이 나타나는 것은 방사선이 암조직과 경계에 있는 정상 세포까지 파괴하기 때문이다. 결국 파괴된 세포에서 세포의 내용물이 나와 교감신경은 긴장하게 된다. 기술 혁신의 결과로 가능한 효율적인 방사선 치료이지만, 방사선 그 자체가 암의 발생을 오히려 부추기는 결과가 되는 셈이다.

누구나 할 수 있는 쉬운 목욕법

여기까지 읽고 나면 "그럼 대체 뭘 어떻게 해야 암을 치료할 수 있다는 말인가" 하는 생각이 들 것입니다. 항암 치료도, 방사선 치료도, 수술도 소용이 없다면 도무지 암을 치료할 방법이 없어 보입니다. 하지만 앞에서 우리는 생활습관이나 운동법, 호흡법 등에 대해 얘기했습니다. 그런 간단하고 기본적인 방법은 내 몸의 면역력을 충실하게 높이는 방법으로, 어떤 질병도 치료할 수 있는 바탕이 된다는 것을 잊지 말아야 합니다.

목욕으로 암을 멀리한다

무엇보다 체온은 면역력을 높이는 중요한 열쇠라는 것입니다. 면역력 강화를 위해 생활습관이나 스트레스 조절, 운동에 이어 여기서는 또 다른 방법을 알려드립니다. 운동하기 싫은 사람도 있을 것이고 스트레스 역시 내 마음대로 쉽게 줄이기 쉽지 않을 것입니다. 그런 사람들이 부담 없이 할 수 있는 것이 목욕입니다. 물의 온도를 살짝 바꿔 주면서 목욕을 적절하게 활용하면 생활 속에서 손쉽게 체온을 올리고 면역력을 높일 수 있습니다.

아침에 잠이 완전히 깨지 않아 찌뿌드드하거나 개운하지 않을 때는 뜨거운 목욕이 좋습니다. 전투태세의 활동 모드에 들어갈 때는 뜨거운 목욕이 교감신경을 자극해 정신을 번쩍 뜨이게 합니다. 반대로 면역력을 높이려면 미지근한 물에 서서히 들어갑니다. 탕에 들어갔을 때 기분 좋다고 느낄 정도의 온도는 몸을 따뜻하게 하고 부교감신경을 자극시켜 몸과 마음을 모두 편안하게 합니다. 체온보다 4도 정도 높은 물이 쾌적하게 느껴지는 정도로, 이 상태에서 부교감신경의 활동이 활발해집니다.

일반적으로 목욕물의 온도는 40~42도 정도입니다. 이 온도는 건강한 사람에게는 기분 좋은 정도지만 나이가 많거나 저체온증이 있는 사람에게는 뜨겁게 느껴질 수 있습니다. 특히 나이가 많은 사람들이 목욕을 싫어하는 경우가 있는데, 그것은 목욕을 싫어한다기보다 뜨거운 것을 싫어하는 것입니다. 그래서 욕조에도 오랫동안 있을 수 없기 때문에 효과도 없습니다. 심지어 뜨거운 물 때문에 목욕 혐오증을 갖게 될 수도 있으니 함께 생활하는 가족이 잘 살펴보고 이해하는 것이 필요합니다.

찜질방이나 온천 등을 많이 하기는 하지만 생활이 서구화되고, 시간 절약이 생명인 현대인들은 평상시에 샤워를 즐깁니다. 특히 젊은 사람들은 목욕보다는 샤워를 더 많이 하는 경향이 있습니다. 그러나 샤워와 목욕을 할 때 면역력을 높이는 주인공인 백혈구의 균형이 전혀 달라진다는 사실을 아십니까? 샤워를 즐기는 사람과 목욕을 즐기는 사람의 백혈구 분획 검사를 했습니다. 그 결과, 샤워를 즐기는 사람보다 목욕을 즐기는 사람의 체온이 올라가고, 림프구와 과립구의 균형이 좋다는 것이 알려졌습니다. 이대로 샤워를 10년 이상 계속하면 샤워로 인해 40세 정도에는 암이 발생할지 모릅니다. 생활 시간을 단축하려다 생명 시간이 단축되어 버리는 셈입니다.

욕조에 들어가는 것은 부교감신경을 위로 올라가게 해 면역력을 높이는 장수의 비결입니다. 그렇다고 목욕하는 시간이 짧은 사람이나 목욕에 익숙하지 않은 사람이 갑자기 제대로 목욕을 하기는 어렵습니다. 가능한 서두르지 말고 느긋하게 하는 것이 가장 좋습니다. 우선은 특별히 기분 좋게 느껴지는 적절한 온도를 찾아내어 하도록 합니다. 목욕 시간을 편히 쉬는 시간으로 생각하십시오.

그러면 욕조에 들어가면 체온이 어느 정도 올라갈까요. 집 안의 욕조에서 간단한 실험을 해봤습니다. 체온계를 입에 물고 여러 차례 욕조를 드나들었습니다. 벗은 몸으로 욕조에 들어갔다 나왔다 하는 모습을 만일 누군가 보았다면 무척이나 우스운 꼴이었을 것입니다. 그러기를 몇 차례나 시도한 결과 한계는 39.9도였습니다. 물의 온도를 내려도 체온이 39.9도가 되자 참지 못하고 욕조에서 나오게 되더군요. 39도는 감기에 걸렸을 때의 최고 열에 해당합니다. 단 10분 동안 욕조에 들어갔더니 체온이 인간의 한계까지 올라간 것입니다. 체온을 상승시키는 놀라운 작용입니다.

건강하고 움직일 여력이 있는 사람이라면 뜨거운 욕탕에 단번에 들어가면 몸을 쉽게 따뜻이 할 수 있습니다. 하지만 갑자기 땀도 많이 날 뿐 아니라 에너지 소비도 많아지기 때문에 금세 피로해집니다. 그래서 질병이 있는 사람이나 나이 든 사람에게는 반신욕이나 미지근한 39도의 물, 냉수와 온수를 반복하여 되풀이하는 입욕법과 저온 사우나, 암반욕을 권하고 싶습니다. 수증기나 암반은 탕과 달리 열전도가 낮아 효과가 서서히 나타나기 때문에, 반신욕과 마찬가지로 몸에 크게 부담이 되지 않습니다. 그리고 발끝부터 서서히 욕조에 들어가면 몸이 급격하게 뜨거워지는 것을 막고 교감신경을 자극하지 않습니다.

반신욕을 제대로 한다면

한국에서도 반신욕 열풍이 불 만큼 많은 이들이 반신욕에 대해 큰 관심을 보인 것으로 알고 있습니다. 매일은 아니더라도 일주일에 3번 이상만 꾸준히 하는 것으로도 많은 도움이 됩니다. 하지만 횟수 못지않게 방법 또한 중요한데, 제대로 된 반신욕 법을 아는 사람은 많지 않은 것 같습니다. 반신욕은 39도 정도의 탕에 명치(사람의 가슴뼈 아래 한가운데의 오목하게 들어간 곳)에서부터 그 아래 부분을 담그는 방법으로, 욕조에서 높이를 조절하려면 목욕통이나 의자를 이용합니다.

대신 어깨가 차가워지기 때문에 목에서 어깨까지 타월을 걸치고 욕조 뚜껑을 덮어 주는 것이 좋습니다. 적절하게 온도를 조절하면서 땀이 나올 때까지 끈기 있게 몸을 담그고 기다립니다. 매일 10~20분 정도 몸을 계속 담가주면 체온이 올라가는 속도가 점점 빨라집니다. 탕에 들어가면 우선 땀샘으로부터 수분이 나와 줄줄 흐르는 땀이 되어 흐르기 시작합니다.

또 반신욕으로 계속 따뜻하게 하면 끈적끈적한 땀도 나오기 시작합니다. 이 땀이야말로 세포 내에 축적된 중금속, 비소, 수은, 다이옥신 등의 화학물질이나 유해물질을 함유하고 있는 것입니다. 이렇게 계속 몸을 따뜻하게 하고 열을 내면 NK세포를 활성화시키고, 통증을 완화시키는 히트 쇼크 프로테인(Heat shock proteins, HSP)이라는 단백질이 몸속에서 만들어져 면역력이 높아지게 되는 것입니다.

냉증이 많은 사람은 몸의 시스템에서 자신의 체온을 유지하려고 하는 버릇에 길들어 있기 때문에 체온 상승 속도가 느리고, 입욕을 해도 땀이 나올 때까지는 시간이 걸립니다. 그래서 처음에는 습관을 들이기가 어렵습니다. 냉증이 심해 땀이 잘 나지 않는 사람들에게는 처음에 40분 정도의 여유 시간을 가지고 반신욕을 하라고 권합니다. 그 시간에 책을 읽거나 텔레비전을 보거나 음악을 듣는 등을 하십시오. 치유 효과가 있는 형광 입욕제(뒤에 설명)나 향이 나는 입욕제를 사용해 좀 더 다양한 방법으로 재미와 효과를 더해보는 것도 좋습니다.

(실수의 단위: 마이크로리터)

		목욕파	샤워파	이상적인 값
림프구	실수	2,248±915	1,901±799	2,200~2,800
	%	33,2±10,9	25,9±9,2	35~41
과립구	실수	4,176±1,435	5,037±1,784	3,600±4,000
	%	60,9±11,5	68,4 ± 8,7	54~60

2005년 6월 검사(20~40대의 일본 니포리 화공 본사 사원 18명) 목욕파에는 여성 1명, 샤워파에는 여성 2명이 포함된다.

욕조에 느긋하게 몸을 담그는 목욕파는 샤워파보다 림프구의 비율이 많고 과립구 비율이 적은 이상적인 비율로 되어 있다.

욕조에서의 체온 측정
체온계는 혀 밑에 넣고 잰다.
욕조에 들어가기 2분 전부터
측정하여 변화를 살핀다.

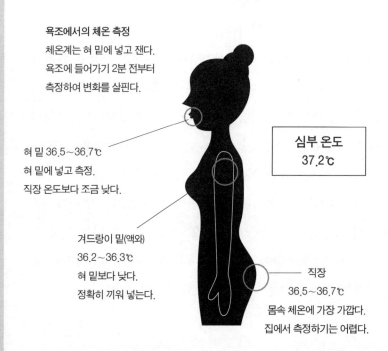

혀 밑 36.5~36.7℃
혀 밑에 넣고 측정.
직장 온도보다 조금 낮다.

심부 온도
37.2℃

겨드랑이 밑(액와)
36.2~36.3℃
혀 밑보다 낮다.
정확히 끼워 넣는다.

직장
36.5~36.7℃
몸속 체온에 가장 가깝다.
집에서 측정하기는 어렵다.

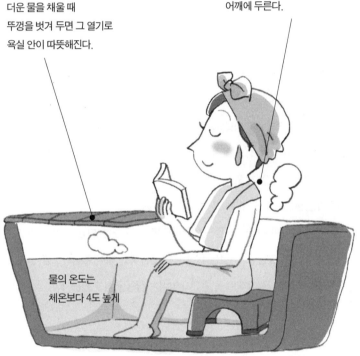

입욕 시간은
40분~1시간

겨울에는 특히 춥기 때문에 반신
욕을 하기 전에 전신욕으로 몸을
따뜻하게 해두거나 목욕 타월을
어깨에 두른다.

더운 물을 채울 때
뚜껑을 벗겨 두면 그 열기로
욕실 안이 따뜻해진다.

물의 온도는
체온보다 4도 높게

전신욕보다는 물이 적기 때문에 물의 온도가 내려가기 쉽다. 도
중에 한 번 더 덥히든가, 뜨거운 물을 보충한다.

형광색으로 긴장을 해소한다

● 목욕 입욕제는 목욕 시간을 쾌적하고 편안하게 해줍니다. 혈액 순환을 좋게 하거나 꽃이나 삼림의 향기가 치유 효과를 더욱 높여줍니다. 반신욕을 자주 하는 이들은 입욕제 중에 노란색이나 오렌지색의 형광색이 있는 것을 알고 있을 겁니다. 왜 그처럼 화려한 형광색이 들어 있는지 궁금한 적은 없었습니까?

형광색은 부교감신경을 위로 올려 정신을 안정시키는데 도움을 줍니다. 형광 물질은 몸속에 들어가면 활성산소의 제거 역할을 하여 몸의 조직을 내부로부터 깊이 정화해 주는 것입니다.

비타민A나 비타민D, 리포푸신(lipofuscin, 소모성 색소), 포르피린 (porphyrin, 포르핀에 각종 화합물을 섞인 것을 통틀어 이르는 말. 혈색소, 시토 크롬, 엽록소 따위의 색소 성분)도 몸속에 들어가 황록색이나 등황색, 적갈색, 붉은색의 형광을 내는 형광 물질입니다. 어느 것에나 부교감신경을 자극하는 성분이 있습니다.

시금치나 비타민A가 되기 전의 베타카로틴이 풍부한 인삼도 많이 먹으면 기분이 가라앉는데, 이것은 몸속에서 형광색을 내줘 활성산소를 없애주기 때문입니다. 말 그대로 몸 속에서 빛나는 작용을 하고 있습니다.

Part.3
호르메시스와 면역

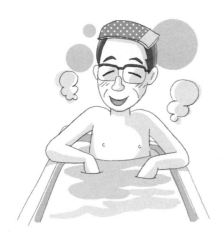

호르메시스. 귀에 익숙하지 않은 말이지만, 방사선이 가지고 있는 좋은 효과를 말합니다. '방사선 = 위험' 이라는 이미지가 있지만, 라듐 온천 효과라고 하면 좀 더 친숙한 느낌이 들 것입니다. 이제 방사선이 우리 몸에 어떻게 좋은지 살펴보겠습니다.

3 호르메시스와 면역

나는 병의 회복기를 즐긴다. 그것은 병의 가치를 알기 때문이다.
– 조지 버나드 쇼(1856 ~ 1950, 미국의 극작가)

지금도 우리는 자연방사선을 쬐고 있다

방사선은 지구가 탄생한 46억 년 전부터 자연계에 존재하고 있는 빛과 파동의 일종입니다. 전자기파나 광속의 입자도 이에 해당합니다. 눈이나 귀로 파악할 수는 없지만, 지구에 사는 우리들은 매일 좋든 싫든 간에 우주나 대지, 음식으로부터 방사선을 쬐고 있습니다.

생활 속의 방사선

방사선 쬐는 것을 전문 용어로는 '피폭'이라고 합니다. 이 책에서는 방사선의 좋은 효과를 이야기하려고 하니 좋지 않은 이미지의 피폭이라는 말은 사용하지 않고 방사선을 쬔다, 조사한다는 말로 표현하겠습니다.

화학 시간에 배운 것을 잠시 떠올려 볼까요? 화학 반응을 통해 더 이상 쪼갤 수 없는 기본 단위는 원자입니다. 불안정한 상태의 원자는 안정 상태로 가기 위해 움직입니다. 그러면서 양이온과 음이온으로 나누어 전자를 내보냅니다. 방사선은 물질의 기본 단위인 이 원자가 안정을 찾는 과정에서 나옵니다. 여기서 원래와는 다른 성질을 가진 몇몇 종류의 방사선(알파, 베타, 감마)을 내뿜습니다.

우주에서는 이러한 과정이 수없이 반복되고 있습니다. 때문에 우주에는 방사선이 넘쳐납니다. 이러한 우주로부터 지구로 내려쬐는 방사선을 1차 우주선(宇宙線, 끊임없이 지구 위로 내리쬐는 높은 에너지를 가진 방사선)이라고 합니다. 그 주성분은 고속의 양성자(원자핵을 이루고 있는 기본 단위 중 하나)입니다. 물론 지구 지표면 위에 있는 자기장과 대기가 서로 장벽이 되어주기 때문에 직접 땅 위에 내려쬐지는 않습니다. 1차 우주선이 대기에 들어오면, 공기를 구성하고 있는 산소나 질소 등의 원자핵과 계속 충돌해 핵반응을 일으키고, 양성자와 중성자, 파이중간자, 뮤입자, 전자, 감마선 등의 방사선을 새롭게 만듭니다. 이것들이 땅 위에 내려쬐는 방사선, 2차 우주선입니다.

땅이나 바다로부터의 높이가 높을수록 방사선의 양은 많아집니다. 고도 1만 미터 이상에서는 땅 위의 150배나 됩니다. 그렇기 때문에 비행기만 타도 우리는 방사선을 더 많이 받는 것입니다. 우주비행사나 비행기 조종사, 해외 출장이 잦은 직업을 가진 사람은 일반 사람보다 방사선을 많이 받고 있는 셈입니다.

대지에서 내뿜는 방사선은 지구 내부에 남은 100여 종류의 방사성 물질입니다. 암석이나 토양 속에 함유된 칼륨 40이라는 물질이나 우라늄, 토륨에서는 감마선(전자기파 중 가장 파장이 낮은 것으로 고에너지 상태에서 나온다)이 나옵니다. 방사성 물질을 많이 가진 돌이나 모래를 원료로 한 콘크리트 건축물, 특히 화강암 지대에는 이런 원소를 많이 가지고 있기 때문에 감마선이 많이 나옵니다. 일본의 경우 화산재 지대인 간토(關東) 지역보다 간사이(關西)나 주고쿠(中國) 지방 쪽에 자연계의 방사선 양이 많습니다.

이 대지에서 자라는 식물은 말할 나위도 없겠죠? 대지의 방사성 물질을 영양분으로 흡수해 자라기 때문입니다. 그렇기 때문에 이 작물을 먹는 우리들 몸에서도 방사선은 나오고 있습니다.

위험하다고 생각되는 자연 방사선이지만 이들은 서서히 붕괴하면서 적어지고, 또한 배설로 나오기 때문에 몸속에 계속 누적될 염려는 없습니다.

방사선 지역에 사는 사람들

해외에서는 일본의 수십 배나 되는 방사선이 나오고 있는 지역도 있습니다. 인도의 남서 해안 케랄라(Kerala) 주에는 방사성 물질인 우라늄이나 토륨을 많이 함유한 모나자이트모래 지대가 있습니다. 이곳에서는 세계 평균의 5배 이상 되는 자연 방사선이 나옵니다. 연간 평균 20밀리시베르트(방사선 양)를 약 5000명이, 5밀리시베르트 이상을 4만 5000명의 사람들이 고스란히 받고 있는 것입니다. 이들이 위험한 환경에서 산다고 생각하겠지만 약 20만 명의 건강 조사에서 암 발생률은 높아지지 않았습니다. 오히려 케랄라에서의 평균 수명은 인도의 평균 수명보다 10~15년이나 긴 것으로 나타났다고 합니다.

그리고 브라질의 과라파리(Guarapari) 해안에서는 연간 6밀리시베르트의 자연 방사선이 나옵니다. 이곳의 모래 해변은류머티즘에 효과적이라고 해서 여름의 피서 시즌에는 약 3만 명이나 되는 인파가 해수욕과 치료를 위해 찾아드는 브라질 제일의 관광지입니다. 건강 조사 결과 나쁜 영향을 미치고 있다는 데이터는 한 번도 나오지 않았습니다.

중국의 광둥성(廣東省) 양장현(陽江縣)에도 우라늄이나 토륨 등의 방사선을 내는 화강암이 많아 자연 방사능 수준이 높은 지역이 있습니다. 중국에서는 이 지역에서 1972년부터 암 사망률의 역학 조사를 시작했고, 1992년부터 일본(교토 대학)과 공동 연구를 했습니다. 비교 대조 지역으로는 양장 현과 가까운 언핑 현(恩平縣)과 타이산 현(台山縣)을 선택했습니다. 이 지역의 개인이 받는 연간 평균 방사선 양은 6.4밀리시베르트, 대조 지역은 2.4밀리시베르트였습니다. 1979～1995년의 조사에서는 암 사망률이 증가하지 않았고, 오히려 어떤 연령층에서나 암 사망률이 줄어들고 있다는 것을 확인할 수 있었습니다.

자연 방사선을 받는 양은 개인이 생활하고 있는 지역, 환경, 습관에 따라 차이가 있지만, 우리들이 지구 위에 살고 있는 한은 항상 자연 방사선을 받는다고 생각하면 됩니다. 수치로는 연간 평균 2.4밀리시베르트 정도입니다. 오히려 적은 양이기 때문에 그다지 중요하게 생각하지 않을 수도 있습니다. 이와 관련한 실험을 보여드리죠. 납을 이용해 자연 방사선을 막아 버리고 짚신벌레의 성장 실험을 해봤습니다.

납으로 된 10센티미터의 벽두께 쪽의 짚신벌레보다 5센티미터의 벽 쪽에서 짚신벌레가 10%가량 더 많아졌습니다(《일본방사선기사회보지》, 1997년 5월호, 가토 유키히로). 즉, 얇은 두께로 자연 방사선을 덜 차단한 쪽에서 생명 활동이 더 활발했다는 것입니다. 자연 방사선이 자연환경 이하의 양이 되면 성장 불량을 일으켰습니다. 자연 방사선은 인간의 몸에 자극을 주면서 생명이 진화하는 에너지가 되는 것입니다.

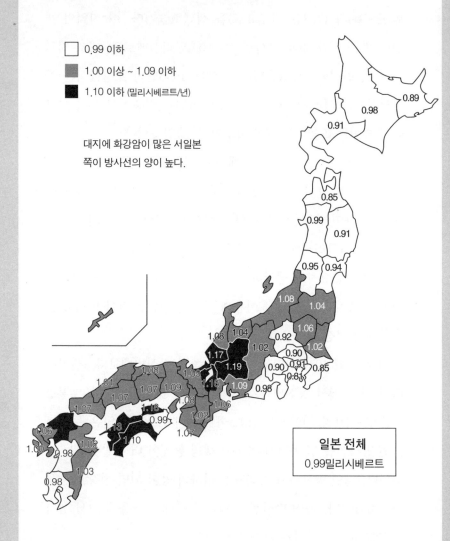

일본에서 라듐이 많이 나오는 곳

□ 0.99 이하

■ 1.00 이상 ~ 1.09 이하

■ 1.10 이하 (밀리시베르트/년)

대지에 화강암이 많은 서일본 쪽이 방사선의 양이 높다.

0.89
0.98
0.91

0.85
0.99
0.91
0.95 0.94
1.08 1.04
1.06
1.08 1.04 0.92
1.17 1.02 0.90
1.19 0.90 0.91 1.02
1.08 1.01 1.16 0.91 0.85
1.07 1.09 1.08 1.09 0.81
1.07 1.07 1.03 0.98
1.18 1.06
0.99 1.02
1.06 1.13 1.10 1.07
1.00 0.98 1.02
1.03
0.98

일본 전체
0.99밀리시베르트

《원자력 에너지》 도면집 2007 6-6

자연계로부터 받는 방사선의 양

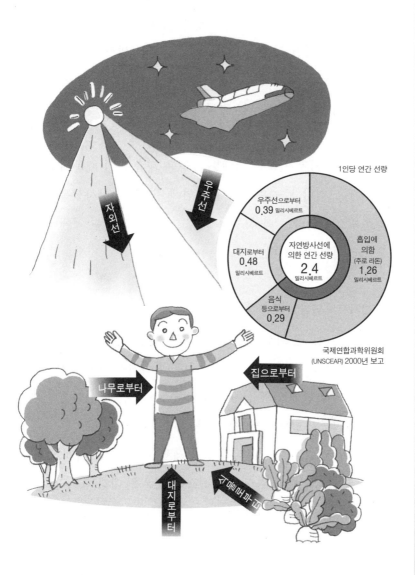

1인당 연간 선량

우주선으로부터
0.39 밀리시베르트

흡입에
의함
(주로 라돈)
1.26
밀리시베르트

자연방사선에
의한 연간 선량
2.4
밀리시베르트

대지로부터
0.48
밀리시베르트

음식
등으로부터
0.29

국제연합과학위원회
(UNSCEAR) 2000년 보고

자외선

우주선

나무로부터

집으로부터

대지로부터

우주, 대지에서 나오는 방사선과 음식 섭취에 의해 받는
방사선 양은 2.4밀리시베르트(라돈 등의 흡수에 의한 것을 제외)

호르메시스는 방사선의 좋은 효과

현재 의학적인 진단이나 치료에 사용하는 방사선은 그 양이 너무 많아서 몸에 해롭습니다. 암을 방사선으로 치료하는 것은 항암제 치료보다 부정적인 면이 훨씬 많죠. 항암제를 중단하면 정상 세포가 회복되어 머리털도 다시 나오고 식욕도 돌아오지만, 방사선 치료가 끝난 뒤에도 세포는 계속 죽기 때문에 회복이 매우 느립니다. 질병이 있는 부위에 정확하게 방사선을 쬐기 때문에 안전하다는 의사도 있지만, 그렇더라도 골수 억제 작용은 사라지지 않습니다.

방사선은 위험하다?

방사선 치료는 화상을 일으키는 것과 같은 것으로, 시간이 지나면서 피부는 색깔이 검게 변합니다. 방사선을 받으면 세포막이 파괴되고 안에 있던 산화물이 튀어나옵니다. 그 산화물들 때문에 과립구가 늘어나 활성산소가 많이 만들어집니다.

그러면 암 조직뿐만 아니라 정상 세포까지 손상을 입게 되죠. 그 결과 교감신경이 과도하게 긴장해 체온을 내리기 시작합니다. 과립구가 늘어나면서 림프구가 줄어들므로 암과 싸우는 힘을 빼앗기는 것입니다.

호르메시스의 방사선은 물론 이러한 방사선만큼 많은 양은 아닙니다. 호르메시스 방사선은 지극히 적은 양으로 면역력에도 효과적으로 작용합니다. 많은 양의 방사선은 몸에 나쁜 영향을 미치지만 적은 양이면 몸에 적당한 자극을 줘 에너지와 활력을 높이는 효과가 있습니다.

호르메시스(hormesis)란 '자극하다, 흥분하다' 는 그리스어에서 유래한 말입니다. 이 말은 미국의 미주리 대학 교수였던 토머스 D. 러키(Thomas D. Luckey) 박사가 1982년에 처음 사용했는데, 박사는 적은 양의 방사선이 몸의 여러 가지 기능을 활성화하는 것에 주목했습니다. 방사선은 적은 양이라도 위험하다는 이전의 사고방식을 뒤집는 것이었습니다.

러키 박사가 이 연구를 하게 된 계기는 1970년대에 실시된 미국의 아폴로 계획에 따라 NASA(미국 항공우주국)의 프로젝트에 참가하면서부터입니다. 우주에서는 지상의 100배나 되는 엄청난 방사선이 있죠. 그래서 우주비행사들의 몸에 좋지 않은 영향을 입히지 않을까 하는 두려움이 컸습니다. 러키 박사가 이 점을 연구하기 시작한 것입니다.

1982년 미국 보건물리학회지에 실린 러키 박사의 연구 결과에 따르면, 자연 방사선의 1000배 정도는 인체에 해롭지 않고, 적은 양이면 결코 독이 아니라는 것입니다. 오히려 면역력을 높여 생명 활동에 활력이 되고 건강에 도움이 된다는 것입니다. 논문에서는 적은 양의 방사선을 쬐면 면역력이 강해져 암에 잘 안 걸린다는 내용도 있습니다.

일본에서 실제로 우주에 다녀온 일본인 우주비행사 모리 마모루 씨, 무카이 치아키 씨, 노구치 소이치 씨는 귀환한 후 모두 건강하게 살고 있습니다. 1982년 당시 적은 양이라도 방사선은 위험하다는 것 때문에 호르메시스 효과가 세계의 전문가들로부터 인정받지 못한 것에 비하면 연구를 통한 놀라운 지식의 발전입니다.

최근 한국에서는 이소연 씨가 한국 최초로 우주를 다녀왔습니다. 이소연 씨 역시 우주에서 대량의 방사선을 쬐고 돌아왔겠죠? 하지만 그녀도 방사선으로 인해 건강에 이상이 생기지는 않을 겁니다.

그 후 러키 박사의 논문을 둘러싸고 많은 논의가 있기는 했습니다. 일본에서도 전력중앙연구소에서 연구를 시작해서 1988년부터 전력중앙연구소와 오카야마 대학 의학부와의 공동 연구를 시작으로 도쿄 대학교, 교토 대학교, 오사카 대학교 등에서도 작은 동물 등에 대해 낮은 수준의 방사선으로 다양한 임상 실험이 이뤄졌고, 많은 연구 결과가 보고되어 있습니다. 하지만 결론은 하나입니다. 적은 양의 방사선은 인체에 전혀 해롭지 않다는 것입니다.

적은 양의 방사선

호르메시스를 얘기하면서 '적은 양의 방사선'이라는 것을 계속 얘기하는 이유는 이 양적인 부분이 호르메시스 이야기를 하는 데 아주 중요하기 때문입니다. 이 부분을 얘기하지 않으면 여러분은 그냥 일방적으로 방사선은 나쁘다고 결론을 내려 버리기 쉽기 때문에 잘못된 판단을 하게 되니까요.

최근에는 '생쥐의 방사선 호르메시스 효과와 면역력'이라는 테마로 연구를 하고 있습니다. 생쥐에게 0.2그레이(gray, 물체가 흡수한 방사선의 양을 나타내는 단위. 정도의 적은 양으로 방사선을 하루걸러 네 번씩 쫴어 면역계에 어떤 영향을 미치는지 살펴보았습니다.

생쥐의 면역력을 완전하게 떨어뜨리는 양은 6그레이, 치사량은 9그레이 정도입니다. 0.2그레이가 매우 적은 양인 것을 아시겠지요? 물론 이 정도의 방사선이어도 약간의 면역 억제는 보입니다. 하지만 그 후 NK세포와 가슴샘외분화T세포를 중심으로 한 오래된 림프구 무리가 다시 회복시키기 때문에 문제는 전혀 없습니다.

또 진화 수준이 높은 T세포나 B세포는 방사선에 민감하고 회복도 빠르지 않습니다. 초기 반응은 몸에 모두 스트레스를 주기는 하지만, 방사선의 양이 적은 경우에는 오히려 그것을 회복하는 데 힘을 더해주고 몸에 적절한 자극을 줘 좋게 작용합니다.

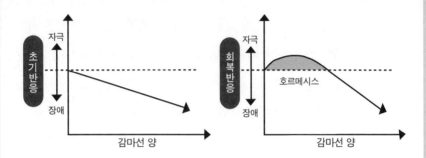

● **방사선의 단위**

시베르트 (Sv)	방사선이 인체에 미치는 영향을 나타내는 방사선의 양. 1시베르트(Sv)=100센티시베르트(cSv)=1000밀리시베르트(mSv) =100렘(rem) 1밀리시베르트(mSv)=1000마이크로시베르트(μSv).
그레이 (Gy)	물질이나 인체가 흡수한 방사선 양의 단위. 공기 중의 감마선 양. 1그레이(Gy)=100센티그레이(cGy)=100라드(rad)
베크렐 (Bq)	방사선을 방사하는 능력의 정도를 나타내는 단위, 1베크렐(Bq)=1초 사이에 1개 방사선을 발사하는 능력 체중 60kg인 사람이라면 약 7000베크렐의 방사능을 낸다.

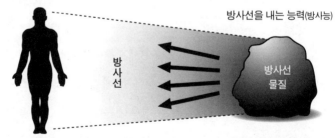

방사선을 내는 능력(방사능)

인체가 받은 방사선 영향의 정도를
나타내는 단위 시베르트(Sv)

방사선의 세기를 나타내는
단위 베크렐(Bq)

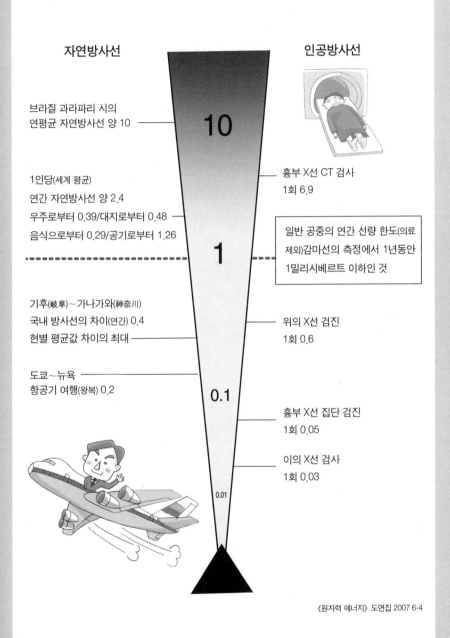

: 일상 생활과 방사선

자연방사선

브라질 과라파리 시의
연평균 자연방사선 양 10

1인당(세계 평균)
연간 자연방사선 양 2.4
우주로부터 0.39/대지로부터 0.48
음식으로부터 0.29/공기로부터 1.26

기후(岐阜)~가나가와(神奈川)
국내 방사선의 차이(연간) 0.4
현별 평균값 차이의 최대

도쿄~뉴욕
항공기 여행(왕복) 0.2

인공방사선

흉부 X선 CT 검사
1회 6.9

일반 공중의 연간 선량 한도(의료
제외)감마선의 측정에서 1년동안
1밀리시베르트 이하인 것

위의 X선 검진
1회 0.6

흉부 X선 집단 검진
1회 0.05

이의 X선 검사
1회 0.03

10

1

0.1

0.01

《원자력 에너지》 도면집 2007 6-4

호르메시스 효과로 면역력을 높이는 것을 확인한 셈입니다. 암으로 변한 세포나 비정상적인 세포를 처리해 주는 오래된 림프구 무리를 활성화시키기 위해 호르메시스 효과를 이용하면 아주 좋은 효과를 얻을 수 있습니다.

방사선의 호르메시스 효과는 한방약을 먹거나 침을 놓는 것과 비슷합니다. 몸에 약한 스트레스를 주고 그 스트레스에서 회복하려고 하는 힘을 이끌어 내는 것이죠. 그러나 스스로 반발하는 힘이 거의 없는 중병환자에게는 직접적인 스트레스로 작용할 가능성도 있기 때문에 주의할 필요가 있습니다.

훌륭한 라듐 온천

2002년도 일본 환경성의 조사를 보면 일본에 있는 온천의 수는 2만 7041, 온천지의 수는 3102개로 나타났습니다. 숙박 온천을 이용하는 사람의 수도 1억 3793만 명입니다. 당일 온천이나 스파 대중탕도 계속해서 늘어나니 일본은 가히 세계 제일의 온천수 국가입니다. 현대인의 과도한 스트레스를 따뜻하게 치유하는 적극적인 모습이 반갑기만 합니다.

온천은 의학이 발달하지 않은 시대부터 몸 상태가 좋지 않거나 질병이 있는 사람들이 몸을 회복하거나 병이나 상처를 치유

하는 수단으로 활발하게 이용하면서 생활 속에 뿌리를 내렸습니다. 이것은 '탕치(湯治)'라는 이름으로 남아 지금도 연간 1500만 명이 이용하고 있습니다.

오랜 동안 함께 해온 자연치유법

온천 요법은 몸이 원래 가지고 있는 자연 치유력이나 방어 능력을 최대로 이용하는 자연요법입니다. 옛날에는 불교와 관련이 있었습니다. 사원을 건립할 때 몸을 청결히 하고 건강을 유지하기 위해 욕당(浴堂)이나 온당(溫堂)이 함께 만들어졌고, 포교를 위해 시욕(施浴, 각 사원에서 시설을 만들어 서민이 이용하도록 함)이 큰 역할을 했습니다.

결국 온천은 신앙의 대상이 되었고, 약사여래(불교에서 중생의 모든 병을 고쳐주는 부처님. 즉, 약사 부처님이라고도 함)와 연결되어 서민 생활에 뿌리를 내렸습니다. 그 후 가마쿠라(鎌倉, 1185~1333년), 무로마치(室町, 1336~1573년) 시대에는 부상을 입은 무사를 치료하는 장소로 활용했고, 에도 시대(1603~1867년)에는 특히 농촌에서 농번기 전후에 지친 몸과 마음을 치유하고 다음 노동에 대비한 체력단련을 위해 이용했습니다. 그러면서 온천은 시대와 더불어 탕치에서 관광으로 바뀌고, 현재는 건강을 위한 치료의 공간이 된 것입니다.

온천이 몸에 미치는 건강 효과는 여러 가지입니다. 몸을 따뜻하게 하는 것이라면 간단하게 집의 욕조에서도 할 수 있지만 욕조가 넓을수록 효과는 더 큽니다. 이는 부력과 수압 효과 때문입니다. 부력 효과는 어깨까지 담그면 체중이 원래의 10분의 1 가까이 되고 몸의 무게로부터 벗어나 근육이 이완되는 점을 이용합니다.

이렇게 물 속에서는 허리나 관절에 대한 부담이 가벼워지기 때문에 관절 류머티즘이나 변형성 슬관절증의 치료에 좋습니다. 수압 효과는 어깨까지 담갔을 때의 체표 면적 전체에서 0.5 ~1톤이나 되는 수압이 걸릴 정도로 온몸에 압력이 가해지는 것인데, 이는 곧 천연 마사지를 받는 것과 같습니다.

수압에 의해 혈관이 수축되어 하반신의 혈액이 심장으로 밀려 올라가면 몸은 심장에 혈액이 너무 많은 것으로 착각하고 심장에서 혈액량을 1.5배로 높여서 내보냅니다. 그러면 콩팥이 활발하게 움직이게 되어 이뇨 작용이 좋아집니다. 혈액의 흐름이 원활해지기 때문에 산소나 영양이 몸의 구석구석 운반되고 노폐물 배출이 활발해지고 부기도 줄어드는 것입니다.

횡격막을 밀어 올리기 때문에 숨을 잘 쉴 수 없는 천식이나 폐기종 환자는 심폐 기능이 좋아지기도 합니다. 단, 심장 기능이 좋지 않은 사람에게는 부담이 커질 수도 있으니 주의해야 합니다. 실제로 나이 많은 사람들에게 물 속에서 수영이나 아쿠아로빅을 권하는 이유는 관절이나 근육통에 매우 효과적이기 때문인데, 바로 이런 물의 부력과 수압 작용 때문입니다.

온천의 효과는 이것뿐만이 아닙니다. 온천물 속에 녹아 있는 여러 성분이 피부에 침투해 모세혈관을 넓혀줍니다. 그러면 피부는 부드러워지고, 면역력이 높아지면서 호르몬이 균형을 맞춰갑니다. 더불어 넓은 온천지에 있으니 탁 트인 기분을 느낄 수 있겠죠? 덕분에 부교감신경을 위로 올라가게 만들어 마음이 한결 편안해질 것입니다.

온천의 효과를 조목조목 짚어보니 어떻습니까? 이러한 효과 때문에 일본에는 특히 온천을 목적으로 관광을 오는 외국인들도 많습니다. 그 가운데 아키타 현의 다마가와 온천, 도토리 현의 미사사 온천 등 라듐 온천이 각광을 받고 있습니다. 또 니가타 현의 무라스기 온천(고즈 온천향)도 라듐 함유량이 많습니다.

라듐 온천은 지하수가 라듐 광석이나 모나자이트 광석(성분은 토륨)과 가까운 곳을 지나면서 이곳에서 뿜어내고 있는 천연 방사선을 그대로 받는 곳입니다. 온천법으로는 스스로 방사선을 내는 능력이 있는 온천, 방사능천으로 분류합니다. 방사능천이기 때문에 물론 호르메시스 효과가 있는 온천입니다. 라듐 온천에서는 땅속에 함유된 우라늄이 거듭 변화해 가는 과정에서 방사선이 공기 중으로 방출되고 있습니다.

라듐 온천의 탄생

라듐 온천의 생성과정을 살펴보겠습니다. 우라늄이나 토륨은 매우 무겁고 불안정한 원소로, 안정적인 상태가 되려고 방사선을 내뿜으면서 움직입니다. 그리고 이 우라늄이나 토륨은 라듐이나 라돈, 토론으로 붕괴하면서 모습을 바꿉니다. 라듐이 물속을 통과하면 라돈·토론, 혹은 라듐 에머네이션(emanation)이라는 가스가 되어 공기 중에서 이온 상태가 됩니다.

라돈도 토론도 물을 섞기만 해도 공기 중으로 나오기 때문에 온천의 증기를 빨아들이기만 해도 몸에 효과가 있는 것입니다. 모두 같은 성질의 가스지요. 하지만 우라늄계나 토륨계는 차이가 있습니다. 실험을 위해 반감기를 사용하겠습니다. 생명체에서의 반감기는 대사(代謝)나 배출로 특정한 부분에 있는 방사성 동위원소의 양이 반으로 줄어드는 데 걸리는 시간을 말합니다.

반감기가 길수록 몸속에서 머무르는 시간이 길어지기 때문에 건강에는 더 효과적입니다. 반감기가 몸속에서 절반으로 줄 때까지 우라늄계는 3.82일, 토륨계는 55.6초가 걸립니다. 이 둘은 건강 효과 면에서는 확실한 차이를 보이고 있는 것이죠.

라듐 온천에서는 방사선을 포함한 가스를 호흡기로, 몸을 물에 담그면서 피부로, 온천수를 마시면서는 입으로, 이렇게 여러 방법으로 빨아들일 수 있습니다. 라돈이나 토론이 몸속에 들어가면 혈액의 흐름이 좋아지고 중성지방, 콜레스테롤, 질소화합

1948년에 제정한 일본의 온천법에서는 "땅속으로부터 분출하는 온수, 광수 및 수증기, 기타 가스로, 온천법에서 정한 일정량의 성분을 함유하고 있으며 그 온도가 25℃ 이상이면 온천, 그 이하인 경우는 광천"이라고 한다. 라듐 온천은 비록 따뜻하지 않아도 일정량 이상의 성분을 가지고 있으면 광천, 함유 성분이 적어도 온도가 25℃ 이상이면 온천이라고 할 수 있다. 라듐 온천은 수온이 대부분 높지 않으며 방사능천으로 분류한다.

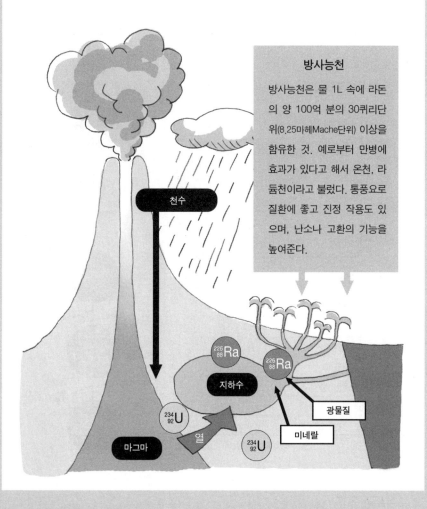

방사능천

방사능천은 물 1L 속에 라돈의 양 100억 분의 30퀴리단위(8.25마헤Mache단위) 이상을 함유한 것. 예로부터 만병에 효과가 있다고 해서 온천, 라듐천이라고 불렀다. 통풍요로 질환에 좋고 진정 작용도 있으며, 난소나 고환의 기능을 높여준다.

천수

²²⁶₈₈Ra

²²⁶₈₈Ra

지하수

광물질

²³⁴₉₂U

미네랄

열

마그마

²³⁴₉₂U

반감기의 길이는 물질에 따라 달라진다.
방사성 동위원소는 무너지면서 모양이 바뀐다. 그
자신이 줄어들기 때문에 방사능은 일정한 비율로
줄어든다. 이런 과정으로 어떤 방사능이 절반으로
줄어드는 시간을 반감기라고 한다. 개개의 원자핵
마다 반감기는 항상 일정하다.

● 방사능의 반감기

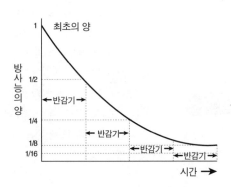

핵종	반감기
토론	55.6초
라돈222	3.82일
칼륨40	12.8억년
토륨232	14억년
라듐226	1,600년
우라늄238	45억년

FEPC 《원자력 발전의 기초 지식》

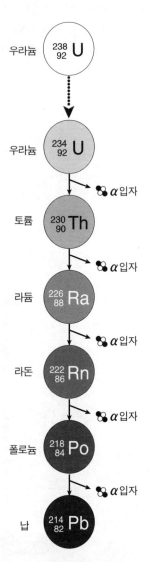

물 등을 몸 밖으로 내보내고 결림과 통증의 원인이 되는 노폐물 분해를 도와줍니다.

이것은 라돈이나 토론의 강력한 이온 작용이 몸속에 들어가 활성화되기 때문입니다. 즉, 몸속에서 산화했던 상태가 다시 뒤집히는 것이죠. 결국 병이 낫게 되고, 몸에 잠재되어 있던 에너지를 자극해 신진대사가 좋아집니다. 산화물질이 적고 신진대사가 좋으면 노화를 막게 되니 젊음도 유지할 수 있습니다.

더불어 건강을 유지하고 더욱 튼튼한 체력을 만들기 위한 에너지도 만들어 냅니다. 라듐 온천을 '요양을 위한 온천'이라고 하는 이유는 바로 여기에 있는 것입니다. 라듐 온천의 뛰어난 효과를 알게 될수록 호르메시스가 친근하게 여겨지지 않습니까?

원적외선 · 이온화 작용

방사선 호르메시스 효과에서 말하는 '적은 양'은 그 한계점이 어디인지가 중요합니다. 많은 방사선을 급격하게 쬔 경우는 매우 위험하고 여전히 방사선은 소량이라도 위험하다는 부정적인 견해도 있습니다. 하지만 적은 양을 쬔다고 했을 때 과연 어느 정도의 소량이어야 하는가도 문제입니다. 이 한계점을 '경계값'이라고 하는데, 경계값에는 개인차가 있습니다.

따뜻하게 감싸주고 나쁜 것은 내보내고

미국 환경보전국(United States Environmental Protection Agency, EPA)에서는 폐암 사망자 수의 11%(연간 2만 명)는 라돈이 원인이라고 추정하고 있습니다. 그래서 라돈 농도의 실내 기준을 150베크렐(국제 단위계로 정한 방사능 단위. 1베크렐은 방사성 핵종-核種, 고유의 원자 번호와 질량수가 있는 원자핵-이 1초 동안에 한 개 붕괴하는 방사능)까지라고 정해놓고 있습니다. 이 기준으로 생각하면 일본의 라듐 온천은 위험 수치를 넘어선 것으로 온천지는 당장 출입 금지가 되어 버릴 것입니다.

일본에서 유일하게 온천과 대학병원이 같이 있는 곳은 도토리 현의 미사사 온천입니다. 온천 연구를 하기에 좋은 조건입니다. 미사사 온천의 방사선 양은 1L당 약 400베크렐, 욕실 내에서는 1세제곱미터당 200~8000베크렐이 나오고 있습니다. 150베크렐을 기준으로 삼는 미국의 기준으로 보자면 미사사 온천 지역은 폐암 사망률이 매우 높은 곳입니다.

그래서 일본 전국에서 1952~1988년에 걸쳐 37년 동안 미사사 온천 지구와 그 주변 농촌 지역을 통계 조사(미후네 마사아키 박사-전 오카야마 대학 조교수 등과 공동연구)했습니다. 실외의 대기 중 라돈 농도는 1세제곱미터당 26베크렐, 주변 농촌 지역은 11베크렐이니 차이가 꽤 있습니다. 그럼 암 사망률은 어떨까요? 전국 평균을 1.0으로 하면 미사사 온천 지구의 전체 암 사망률은 남성 0.54, 여성 0.46, 그리고 주변 농촌 지역은 남성 0.85, 여성 0.77로 모두 낮았습니다.

특히 라돈 흡입이 영향을 끼친다고 하는 폐암 사망률은 온천 지구에서는 남성 0.48, 여성 0.19로, 대상 지구의 남성 0.93, 여성 0.37과 비교해 낮았습니다. 위암이나 대장암 조사도 같은 경향이 나타났습니다. 또한 암 사망률과 방사선이 어떤 관련이 있는지를 꼼꼼하게 확인하기 위해 라듐 온천이 아닌 벳푸온천까지 조사를 했습니다. 하지만 주변 지역과 암 사망률은 관계가 없는 것으로 나타났습니다.

라듐 온천의 놀라운 효과는 방사성 천연 광석에서 나오는 미미한 양의 방사선 때문만은 아닙니다. 방사선이 나오면서 동시에 작용하는 원적외선이나 마이너스 이온의 효과도 무시할 수 없습니다.

원적외선 작용은 일단 몸속 깊이까지 따뜻해지는 작용을 말합니다. 원적외선에 의한 열은 깊숙이 도달하는 힘이 뛰어나, 표면보다 몇 센티미터나 깊은 몸속의 조직에 침투해 혈액의 흐름을 도와줍니다. 인체에서 나오고 있는 방사선, 적외선, 정전기, 자기, 마이크로파, 대전자(帶電子), 오라(aura) 등 광선의 45%는 파장 8~14미크론(1mm의 1/1000)의 원적외선입니다. 그렇기 때문에 사람도 따뜻하게 할 수 있습니다. 추울 때 생각나는 모닥불은 근적외선이기 때문에 표면만 따뜻해질 뿐입니다.

그러니 아무리 모닥불을 쬐어도 불을 대는 부위는 뜨거울 정도지만 불이 닿지 않은 부위는 여전히 차가운 것을 경험한 적이 있을 겁니다. 하지만 원적외선은 다릅니다. 물에 빠져 몸이 차가워진 사람이나 겨울에 산에서 조난을 당해 몸이 얼어버린 사람을 온 몸으로 감싸 안아 주는 것은 원적외선 효과를 이용한 현명한 대처입니다.

또 한 가지 주목해야 할 것은 공진 작용(다른 진동 때문에 함께 진동이 일어나는 현상. 공명 작용이라고도 함)에 따른 디톡스, 즉 독소를 없애는 작용입니다. 광석에서 나오는 원적외선이나 사람에게서 나오는 원적외선과 똑같은 파장을 가진 원적외선이 서로 겹쳐지면서 파동의 크기는 더 커집니다. 그러면 세포 내의 원자 활동이 활발해져 운동 에너지를 만들고, 열로 바꾸어 세포를 활성화시킵니다. 그 결과 세포 내에 쌓여 있는 유해 금속까지 배출해 주는 것이죠.

치유 효과를 가진 음이온은 정식으로 말하면 전자입니다. 라듐 온천에서는 우라늄이 라듐으로부터 라돈이나 토론으로 붕괴해 변하는 과정에서 양이온이, 거기에 전자가 모이면서 공기 중에는 음이온이 많아집니다. 이러한 양이온은 피부나 호흡기를 통해 흡수되고 활성산소와 반응해 안정을 찾습니다. 양이온이 산화물질을 없애는 역할을 하면서 세포 안에 있는 조직에 깊숙이 들어가 부교감신경을 위로 끌어올려 줍니다.

라듐온천

◉ 아키타 현의 다마가와 온천

암반욕 발상지로 유명. 약 1200년 전에 도와다하치만타이(十和田八幡平) 국정 공원의 한 모퉁이에 있는 야키산(燒山) 중턱이 폭발하여 뜨거운 물이 분출했다. 온도는 98℃, pH 1.2의 강산성수가 매분 9000리터(45드럼분)가 나온다. 온천의 질은 황화수소 함유 염산성 녹반천. 세계에서도 진기한 염산을 주성분으로 한 강산성 온천으로 천연기념물로 지정되어 있다. '호쿠톨라이트(北投石, hokutolite)'는 라돈 가스나 천연 라듐을 포함한 성장 속도가 연 0.05~0.5밀리미터로 90도 이하에서 오랜 세월에 걸쳐 생성된다.

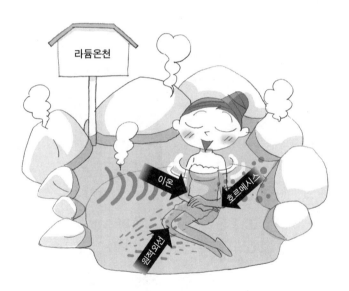

◉ 라듐이 포함된 한국의 온천지

주로 화강암이 많이 분포된 지역에 위치한다. 대전 유성온천, 충남 덕산온천, 부산 해운대온천, 경북 백암온천, 설악산 척산온천, 함북 세천온천, 충주 수안보온천, 경북 덕구온천, 경남 마금산온천 등.

※ 우리나라의 경우 라듐이 지극히 미미한 양이 들어 있어 라듐온천지를 따로 분류하기 힘든 점도 있으나 위에 나온 지역들은 최소한 라듐 성분이 발견되는 곳을 기준으로 했다.

● 도토리 현 미사사 온천 연구

일본을 대표하는 라듐 온천. 오카야마 대학 의학부의 미후네 선생 그룹이 37년에 걸쳐 연구하고 통계를 낸 결과 미사사 지역의 암 사망률은 전국 평균의 2분의 1이라고 발표 (상세 내용은 아래에 기록).

현재 오카야마 대학병원 미사사 의료센터에서는 온천 풀, 부드러운 흙을 따뜻하게 하여 치료하는 광니 치료나 온천수를 마시는 치료가(라듐 온천수는 마셔도 좋다) 있다. 흡입 요법, 입욕 요법, 열기 요법, 재활 등이 기관지 천식, 폐기종 등의 호흡기 질환, 관절 류머티즘 등의 골관절 질환, 당뇨병 등의 대사성 질환 치료에 효과적으로 이용하고 있다.

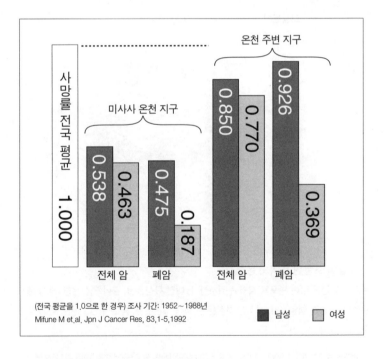

온천 주변 지구

사망률 전국 평균 1.000

미사사 온천 지구

	전체 암	폐암	전체 암	폐암
남성	0.538	0.475	0.850	0.926
여성	0.463	0.187	0.770	0.369

(전국 평균을 1.0으로 한 경우) 조사 기간: 1952~1988년
Mifune M et.al. Jpn J Cancer Res, 83,1-5,1992

■ 남성　□ 여성

※ 수년 후에 다시 같은 지역에서 같은 연구자가 같은 조사를 실시했다. 그 결과 전체 암과 폐암의 수치는 거의 변동이 없고, 위암의 사망률만 낮아진 것으로 밝혀졌습니다.

라듐에는 강력한 이온화 작용이 있습니다. 질척질척한 혈액을 산뜻하게 하고 혈액 순환을 좋게 해 온몸의 모세혈관을 열어줍니다. 또 말초의 순환이 좋아지고 몸속 체온이 올라갑니다. 몸속에 쓸데없이 머물러 결림이나 통증을 일으키는 노폐물도 빠져나가고, 몸속의 산소 공급량도 높아져 몸 상태가 편안해집니다. 뇌에서는 긴장이 풀어진 휴식 상태에서 나오는 좋은 알파파도 나옵니다.

건강한 몸은 pH농도가 7.35~7.45 정도 되는 약알칼리성 상태입니다. 혈액이 산성화되면 점도가 높아지는데, 몸속에 전자가 많아지면 혈액을 약알칼리 pH7.4 정도로 만들어줍니다. 약알칼리성을 유지하기 쉬워지는 것입니다.

이러한 이온화 작용을 이용한 기구들도 있습니다. 땀과 같은 체액과 직접 닿게 해서 산화물질을 막아주는 게르마늄이나 티탄 장신구도 있고, 전자기파와 전자를 만들어 내는 전위 치료기도 있습니다.

하지만 그 어떤 것도 자연의 온천을 따라오지는 못합니다. 자연 온천이라 해도 수돗물과 섞거나 소독을 위해 염소를 넣는 곳에서는 이온의 효과를 별로 기대할 수 없겠지요. 그러니 여러 번의 설명을 듣거나 다른 곳을 찾기보다 한 번쯤은 라듐 온천의 호르메시스 효과를 직접 경험해 보는 것이 어떨까요.

의학적인 라듐 치료

호르메시스 효과가 몸속 체온을 높이고 면역력을 높인다는 것을 알았습니다. 현재까지도 호르메시스가 면역력을 높이는데 어떻게 작용하는지, 어떤 효과가 있는지 활발한 연구가 진행되고 있습니다.

아픈 만큼 나아지는 몸

몸에 상처가 생기면 아픕니다. 배가 아프면 설사를 하고 갑자기 충격을 받으면 이것에 대항하기 위해 근육이 반사적으로 잠시 움츠러들기도 하죠. 통증이나 이상 증세 등 좋지 않은 것에 반응하는 배설 반사, 혐오 반사, 놀라는 반사는 이미 몸속에 갖춰져 있습니다. 마찬가지로 호르메시스 효과는 몸이 스스로 판단해 부교감신경이 반사하기 때문이라고 보고 있습니다.

예컨대 실수로 썩은 것을 먹었을 때는 바로 내뱉고, 벌레 같은 것이 눈앞으로 날아들면 순간적으로 눈을 감거나 손으로 내쫓는 반사입니다. 한방도 침구 치료도 이 반사를 이용한 것입니다. 침을 찌를 때의 통증, 뜸을 뜰 때의 뜨거움, 한약의 쓴맛, 이러한 자극에 의하여 몸속의 세포가 깜짝 놀라 부교감신경을 위로 올려 림프구를 늘리는 것입니다.

우리가 자주 마시는 커피에 들어 있는 카페인도 쓴맛이 있는 자극 물질입니다. 너무 많이 마시면 카페인 중독이 되죠. 하지만 적은 양이라면 대뇌를 자극해 피로를 풀어줍니다. 녹차의 쓴맛 성분인 카테킨도 이러한 혐오 반사를 일으키는 성분입니다. 하지만 실상은 건강 회복 반응이라고도 할 수 있는 것입니다. 스트레스를 받아 몸이 좋지 않다는 판단을 내리면 알아서 스트레스에서 벗어나 회복하려고 하는 것입니다.

이러한 회복 반응을 이용한 것이 호르메시스 요법이나 라듐 온천 요법인 것이죠. 현재 라듐 온천은 일본뿐 아니라 오스트리아와 러시아, 캐나다가 적극적으로 도입하고 있습니다.

그 중에서도 오스트리아의 잘츠부르크 남쪽에서 100킬로미터 떨어진 이탈리아 국경에 가까운 표고 약 1000미터의 고원에 있는 바트가슈타인(Bad Gastein)에는 세계적으로 유명한 라듐 온천이 있습니다. 전 세계에서 많은 사람들이 관절 류머티즘을 치료하기 위해 모여듭니다. 인스부르크 대학 의학부와 잘츠부르크 대학 이학부가 공동 연구를 통해 고온 고습한 갱도(광산에서 광석이나 자재를 나르거나 바람을 통하게 하는 데 쓰는 길) 내의 공기 중에 라돈이 많이 포함되어 있다는 것을 밝혀냈습니다.

라돈은 라듐이 생성되면서 나오는 가스를 말합니다. 갱내 사람들의 류머티즘이나 요통, 천식 발작이 신기하게 점차 나아지면서 그 뛰어난 치료 효과가 알려지게 된 것이죠. 그 이후 1953년부터 '하일슈톨렌(Heilstollen, 치료용 갱도)'이라고 부르며 이용하고 있습니다. 이 온천을 사용할 때는 전문의의 소개와 처방전이 있어야 하는데, 재밌게도 오스트리아와 독일의 건강보험이 적용됩니다.

라돈 치료를 받으면 뇌하수체가 자극을 받아 부신피질 호르몬이 분비됩니다. 당질 코르티코이드(글루코코르티코이드 탄수화물을 간에서 글리코겐으로 저장하고, 단백질과 지질을 당질로 만드는 것을 도와줌)의 생산이 높아지고, 당질 코르티코이드가 염증에 반응합니다. 그러면서 항체 생산을 막아 알레르겐에 대한 과민 반응을 줄여줍니다. 이것은 높은 온도로 인해 혈액의 흐름이 좋아지기 때문이라고 보고 있습니다.

무엇보다 기특한 현상은 스테로이드 등의 항염증제나 소염진통제와 달리 몸속에서 스스로 염증을 막아내려고 한다는 것입니다. 또 높은 온도 때문에 만들어지는 자연 방사선은 혈액의 흐름이 원활하도록 도와줍니다.

각 나라에서 실시한 라듐 온천에 대한 조사 결과를 보면 그 효능은 비슷합니다. 부신피질 호르몬의 분비가 활발해지고, 상처를 입었을 때 빨리 낫게 하고, 면역 반응이 좋아져 염증을 막는 효과가 높고, 난소의 질병이 적어집니다. 그 밖에 통증을 줄여주고 고혈압을 낮춰주며 천식과 류머티즘 증상이 좋아지는 등의 내용이 보고되고 있습니다.

상처, 염증, 고혈압, 통증, 난소의 질병은 모두 교감신경이 긴장 상태가 되어 과립구를 많이 만들고, 이 과립구가 조직을 파괴하는 질병입니다. 류머티즘도 면역이 억눌린 상태에서 과립구가 조직을 파괴하면서 생기게 되죠. 천식도 마찬가지입니다. 이렇게 생각하면 적은 양의 방사선이 교감신경을 긴장 상태에서 끌어내리고 부교감신경을 위로 하여 림프구를 늘리는 역할을 하고 있다는 것을 알 수 있을 것입니다.

그러면 암의 경우에는 어떻게 반응할까요? 실제로 생쥐를 사용한 여러 가지 실험에서는 많은 억제 효과가 나타나고 있습니다. 인체를 사용한 임상실험에서도 암에 효과적인 것으로 나타났습니다.

이 방법을 처음으로 사용한 것은 도호쿠 대학 명예교수인 사카모토 스미히코(坂本澄彦) 선생입니다. 선생의 방사선 치료는 일반적인 방사선 치료와는 매우 다른 것으로 유명합니다. 일반적으로 방사선 치료는 암세포에 직접 방사선을 쬐어 줍니다.

하지만 선생의 치료는 방사선을 통상 1일 2그레이를 1주일에 5회, 몇 주일 동안 조사하여 총량을 60~80그레이로 억제하는 방법입니다. 방사선 양이 호르메시스보다는 약간 많지만, 전체 양을 따져보면 정상 세포를 최대한 덜 손상시키는 환경에서 최대한으로 암을 공격하는 것입니다.

먼저 목에서부터 배꼽 아래까지 면역을 담당하는 가슴샘과 비장이 포함된 부분에 방사선을 쬐기 전에 진행성 대장암을 실험

● 하일슈톨렌 갱도 안

· 라돈 농도: 16만 6500베크렐(1세제곱미터당)
· 온도: 37~41.5도
· 습도: 70~95%
· 표고: 1888~2238미터

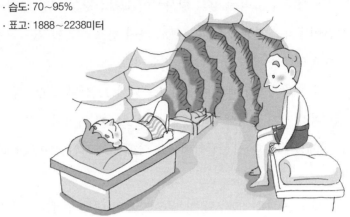

● 효능

류머티스성 만성 다발성 관절염, 천식, 아토피, 베크테레프(Bechterew)병(강직성 척수염 척추가 굳어져 연결되는 특징적인 질병) 등.

의사의 진단을 받은 후에 하일슈톨렌 광산에 들어간다. 광산의 길은 약 3킬로미터, 처음 발굴한 상태 그대로다.

터널 안에는 도중에 치료실이 4개소 설치되어 있고, 몸 상태나 체력에 맞는 곳으로 가서 준비된 침대에 눕는다. 방은 기온이 높고 습기가 많아 몸에서 땀이 흐르기 시작하는데 그 양은 6~20데시리터(부피단위. 1데시리터는 1리터의 10분의 1)가 된다.

하루의 프로그램은 갱도에서 나온 뒤에는 회복실에서 약 2시간 침대에서 쉬고 그 후 의사의 지도를 받아 운동 요법이나 전기 치료, 온수 풀 요법 마사지 등을 받는다. 기본적으로 이것을 1주일에 2, 3회, 3주일 동안 계속한다. 갱도의 치료실에 1시간 머문 경우 약 2밀리시베르트 정도의 양으로 라돈 치료를 한다. 바트가슈타인 온천의 온도는 평균 43도, 온천 속의 라돈 농도는 1세제곱미터에 대해 평균 약 670킬로베크렐. 아주 높은 농도이다.

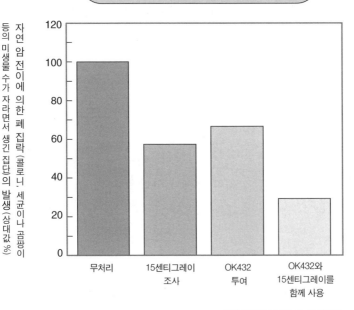

저선량 X선 조사에
의한 암의 폐 전이 억제 효과

자연 암 전이에 의한 폐 집락(콜로니. 세균이나 곰팡이 등의 미생물 수가 자라면서 생긴 집단)의 발생(상대값 %)

무처리　　15센티그레이
조사

OK432
투여

OK432와
15센티그레이를
함께 사용

《전력중앙연구소 리뷰》 No.33 1996.3

● 생쥐를 사용한 자연 암 전이 억제 효과의 실험

8~10주 된 암컷 생쥐의 발 안쪽에 다른 생쥐에게 자연 발생한 편평상피암의 세포를 1000개 이식하고 20일 뒤 15센티그레이의 미량 X선을 온몸에 쬐어 주었다.

비교를 위해 쥐의 일부는 암세포를 이식한 후 20일째에, 다른 일부는 암세포 이식 후 18일째에 면역 부활제로 판매하고 있는 의약품 OK432를 생쥐의 배에 주사하고 2일 뒤 미량 방사선을 조사하였다.

그 결과는 이식 후 20일째에 5센티그레이의 미량 X선을 온 몸에 쬐어준 쥐는 전혀 하지 않은 것보다 약 40%나 폐 전이율이 줄어든 것으로 밝혀졌다. 방사능과 면역 부활제를 동시에 사용하는 경우는 약 30%로 효과가 높아졌다.

했습니다. 그리고 자신의 몸에 0.15그레이, 주 2회, 5주일 동안에 총량 1.5그레이를 쬐게 하고 있는데 놀랍게도 재발이 되지 않았습니다. 분명히 생생한 증인입니다. 아쉽게도 사카모토 선생이 대학을 그만두는 바람에 이 연구는 계속할 수 없었지만 현재 이 실험은 유럽으로 건너가 계속 이론을 증명하고 있습니다.

일본에서는 이러한 낮은 수준의 방사선 치료에는 건강보험이 적용되지 않습니다. 자연히 금전적인 부담이 됩니다. 그리고 방사선 치료 기기는 800대, 방사선 전문의는 600명밖에 되지 않기 때문에 일본의 현실에서는 방사선 치료가 그렇게 간단하지 않습니다. 하지만 앞으로 방사선이 사람을 위해, 의료를 위해 도움이 될 수 있기를 바라는 마음입니다.

당뇨병 개선과 스트레스 완화

현대 성인병의 대부분을 차지하는 것 중 하나는 당뇨병입니다. 당뇨병의 원인은 인슐린 부족입니다. 인슐린은 혈액 속에서 포도당이 제 역할을 하도록 돕는데, 인슐린 분비가 부족하거나 기능이 떨어지면 포도당이 혈액 속에 그대로 남게 되어 혈액 속에 당이 높아집니다. 당뇨병에는 타고난 인슐린을 제대로 써먹을 수 없어서 생기는 I형 인슐린 의존형과 인슐린이 부족하거나 기능이 떨어져서 생기는 II형 인슐린 비의존형이 있습니다. 이 중에서 당뇨병 환자의 90%는 II형으로, 생활습관병이라고 부르고 있습니다.

지긋지긋한 당뇨병에서 벗어나기

당뇨병을 치료하는 제 1순위는 식사 요법이나 운동 요법으로 비만을 치료하는 것입니다. 이것이 안 되면 인슐린의 분비를 돕는 경구 당뇨병 약으로 치료합니다. 당뇨병 환자가 많은 미국이나 유럽 등에서 대부분 이런 방법으로 치료를 계속합니다. 하지만 일본이나 한국과 같은 아시아 지역의 당뇨병 환자들은 미국의 당뇨병 환자만큼 체격도 크지 않고 비만하지도 않습니다.

식습관과 같은 생활습관형인 미국과 달리 일본이나 한국의 당뇨병 환자는 모든 일에 전력투구하는 노력형이 많습니다. 특징적인 것은 철야근무를 하고도 다음날도 일을 계속하는 강철 체력의 소유자들이고, 폭식·폭음은 기본인 사람들입니다.

하지만 이들은 체력이 좋아서라기보다는 몸을 축내가며 공격적인 생활을 하고 있습니다. 무리하는 생활 때문에 혈당치가 올라가게 되죠. 몸속에서는 과로를 하거나 스트레스가 많아지면 노르아드레날린(혈압이나 혈당량을 높이는 작용)이나 아드레날린(노르아드레날린과 같은 작용) 등의 신경전달물질이 나옵니다. 그리고 교감신경이 긴장해 근육에 많은 에너지를 보내기 시작합니다. 그러면 에너지원인 당이 혈액 속에서 마구 늘어나 혈당치가 높아집니다.

교감신경이 긴장해서 자율신경 시소에서 위로 올라가는 대신 부교감신경은 떨어지고, 혈당치를 내리는 인슐린은 억제됩니다. 인슐린이 제대로 나오지 않으니까 혈당치가 올라가는 것이죠. 게다가 교감신경의 긴장이 계속되면 과립구가 많아집니다. 이 과립구는 언제나 활성산소라는 나쁜 무기를 함께 불러냅니다.

활성산소는 인슐린에게도 좋지 않습니다. 인슐린이 나오지 못하게 하는 동시에 혈액의 흐름까지 방해하니까요. 콩팥 세포에도 영향을 미치고 인슐린을 분비하는 췌장까지 파괴합니다. 그러니 혈액 속의 인슐린은 더욱 떨어지는 것입니다. 이렇게 돌고 도는 악순환이 계속되면 혈당치가 내려갈 리가 없지 않습니까? 자연히 당뇨병이 생길 수밖에 없습니다. 교감신경이 긴장하게 되면 이런 쓰나미가 몰려오는 겁니다.

당뇨병의 원인은 바로 교감신경의 긴장때문인 것입니다. 그리고 교감신경을 긴장하게 만드는 가장 큰 원인은 바로 스트레스입니다. 인슐린의 기능이나 수치에만 신경을 써서 식사 요법이나 운동만 하는 치료를 하다보면 반대로 스트레스가 더 쌓이지 않을까요. 무엇보다 근본 원인인 스트레스를 해결해야 합니다.

당뇨병 환자의 림프구와 과립구의 비율을 조사한 데이터(니가타 현립 가모 병원, 니노미야 히로시 의사)를 살펴보겠습니다. 비교 대조를 한 건강한 사람은 림프구 39% 대 과립구 54%, 콩팥 증상의 합병 당뇨병 환자는 22% 대 72%. 신경 장애 합병 당뇨병 환자에서는 24% 대 70%의 결과가 보고되어 있습니다.

콩팥 장애나 신경 장애 등의 중한 합병 장애가 있는 당뇨병 환자는 과립구가 지나치게 많아지고 림프구가 지나치게 없습니다. 심각한 면역 억제 상태에 빠져 있는 것을 알 수 있습니다. 당뇨병이 심한 사람은 과립구 증가를 부추기는 교감신경 긴장 상태가 계속되고 있다는 것을 알 수 있습니다.

다시 방사선 얘기로 돌아가 보겠습니다. 적은 양의 방사선은 바로 당뇨병의 근본 원인인 스트레스를 줄여줍니다. 적은 양의 방사선은 뇌의 중추신경에 작용해 흥분을 억제합니다. 스트레스에는 신경전달물질인 효소 세라토닌(seratonin)이 관련되어 있습니다. 즉, 세라토닌의 변화가 느리면 순간적으로 화를 잘 내지만, 적은 양의 방사선은 세라토닌을 빨리 움직이도록 하기 때문에 스트레스를 줄여 줍니다.

그리고 적은 양의 방사선을 사용한 생쥐 실험에서는 I형과 II형의 모든 당뇨병에 효과가 있는 것으로 나타났습니다. 우선 I형 당뇨병 생쥐 실험에서는 생후 15주 전후에 자연적으로 당뇨병에 걸린 생쥐를 가지고 조사했습니다. 생후 12주, 13주, 14주를 지난 시점에 낮은 수준(50센티그레이)의 방사선(감마선)을 한

번 쬐었습니다. 그 결과 방사선을 쬐지 않은 생쥐에 비해, 12주, 13주에 조사한 생쥐는 당뇨병이 확실하게 나타나지 않았습니다.

Ⅱ형 당뇨병 생쥐 실험에서는 비교적 어린 나이부터 당뇨병이 생기도록 한 생쥐를 12마리씩 2개 그룹으로 나눴습니다. 생후 10주부터 80주 동안 낮은 수준(시간당 0.65밀리그레이)의 방사선 (감마선)을 연속적으로 쬔 무리와 방사선을 쬐지 않은 무리에서 당뇨병 변화를 관찰했습니다.

방사선을 쬔 그룹의 생쥐는 약 20주 지나서부터 12마리 가운데 3마리가 당뇨병이 낫기 시작했고 그 상태가 오래 이어졌습니다. 하지만 쬐지 않은 생쥐에서는 단 1마리도 당뇨병이 좋아지지 않았습니다.

적은 양의 방사선을 받으면 몸은 이 영향을 공처럼 탄력 있게 되받아쳐 회복하려고 합니다. 이런 반사 반응을 담당하는 것은 부교감신경입니다. 이 반응을 하면서 부교감신경이 자연히 위로 올라가게 되기 때문에 몸의 기능도 높아져 인슐린 분비도 일어나는 것입니다.

동물 실험 결과가 어느 정도 인간에 해당될지는 앞으로 좀 더 연구해 봐야겠지만, 적은 양의 방사선이 당뇨병을 치료하는데 도움을 준다는 것과 스트레스를 줄이는데는 상당한 효과가 드러난 것입니다.

당뇨병은 평생의 질병이라고 합니다. 평생 약을 먹어야 한다

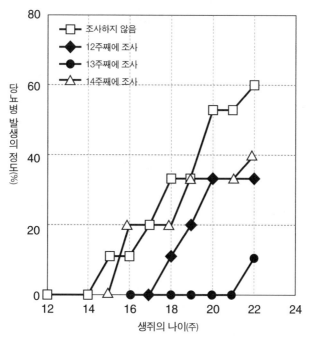

감마선 조사(50센티그레이)에 의한
당뇨병 발생의 억제 효과

고지마 슈지(小島周二) 도쿄 이과대학 조교수와 다카하시 히로유키(高橋
裕之) 도쿄 이과대학 객원연구원의 연구

방사선을 쬐지 않은 생쥐에 비해 12주, 13주에 조사한 생쥐는 I형 당뇨병의
발생이 나타나지 않는다.

● **방사능천(라듐 온천)의 효능**

요산을 소변으로 배출하기 때문에 통풍의 탕이라고 한다. 고혈압증, 동맥경화증,
만성피부질환, 만성부인질환, 통풍, 소화기 질환, 담석, 근·관절통 등에 좋다.

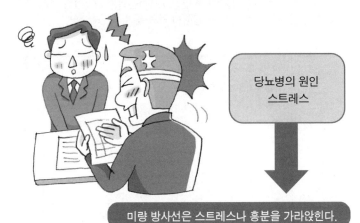

당뇨병의 원인
스트레스

미량 방사선은 스트레스나 흥분을 가라앉힌다.

공격 행동에는 신경전달물질 효소인 세라토닌이 관련하고 있다. 세라토닌의 변화가 느리면 순간적으로 화를 잘 내지만, 미량 방사선은 세라토닌을 빨리 분해하기 때문에 스트레스를 완화한다.

투쟁적인 쥐의 공격성 완화

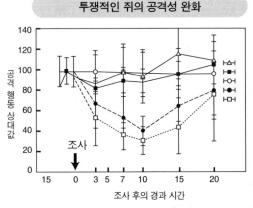

태어난 지 10주가 지나면 공격적이 되고, 가둬 두었던 2마리의 생쥐를 함께 두면 서로 공격해 피투성이가 되어 죽어 버리는 특수한 생쥐를 사용한 실험. 결과는 7~10일 후를 기준으로 하여 공격성이 줄어드는 2마리는 사이좋은 모습을 보였다. 확인을 위해 25쌍을 실험.

《전력중앙연구소 리뷰》 No.33 1996. 3

는 말이죠. 하지만 사실은 전혀 그렇지 않습니다. 당뇨병은 교감신경이 긴장하면서 혈당 수치가 높아지고 인슐린의 균형이 깨진 것이라고 생각하는 질병이니 그 원인인 교감신경을 건드리지 않으면 됩니다. 스트레스만 없어지면 약의 도움 없이 자기 자신의 힘으로 치료할 수 있습니다. 교감신경은 건드리지 말고 부교감신경을 적극적으로 자극해 주십시오.

호르메시스로 몸속부터 젊어진다

아기들의 피부는 비단결 저리가라 할 만큼 곱습니다. 잡티도, 주름도 하나 없는 뽀송뽀송하고 고운 살결을 자랑하죠. 하지만 태어났을 때는 모두 같은 피부의 아이들이 해를 거듭하고 성인이 되어감에 따라 피부 상태가 달라지기 시작합니다. 나이가 같아도 겉보기에는 몇 십년은 더 늙어 보이기도 하고 반대로 몇 십년이 더 젊어 보이기도 합니다. 왜 이런 차이가 생길까요? 질병도 마찬가지입니다. 같은 기능을 하는 사람의 몸인데 건강한 사람이 있는 반면 질병이 있는 사람이 있는 것은 우연이 아닙니다. 개개인의 스트레스나 식생활, 환경이 다르기 때문입니다. 그리고 그 뒤에는 활성산소가 자리 잡고 있습니다.

활성산소 퇴치작전

앞에서 자주 등장한 활성산소가 몸에 나쁜 영향을 미친다는 것은 이제 충분히 이해할 수 있습니다. 그럼 활성산소가 왜 나쁜지 좀 더 구체적으로 들어가 보겠습니다.

활성산소와 함께 등장했던 것이 바로 과립구입니다. 몸속에 세균이나 바이러스가 들어오면 과립구는 그것을 죽이려고 합니다. 과립구는 이 싸움의 무기로 활성산소가 필요합니다. 몸이 정상적으로 작동하고 있을 때 과립구와 활성산소는 몸을 위해 싸워주는 든든한 지원군입니다.

하지만 교감신경이 긴장 상태일 때는 180도 달라집니다. 이 상태에서는 과립구가 마구 늘어나게 됩니다. 한 곳에 모여 점막에 들러붙는 성질을 가진 과립구는 신진대사가 활발히 이루어지는 피부나 신경, 소화관이나 간의 점막 조직에 활성산소를 마구 내뿜어 조직을 파괴시킵니다. 쓸데없이 무기를 낭비하는 셈이죠. 유전자를 형성하는 핵산을 산화시켜 암세포를 발생시키거나, 세포막에 함유된 불포화지방산을 산화시켜 순식간에 과산화지질(피부 섬유를 느슨하게 해 주름, 색소침착 등 피부 노화 발생)이라는 물질을 만들어 세포를 파괴해 버립니다. 또한 노화 색소인 리포푸신을 만들어 세포의 기능을 정지시키고 노화를 촉진합니다.

교감신경의 긴장으로부터 과립구의 증가, 활성산소로 인한 조직 파괴, 이 세 가지는 거의 자동반응입니다. 결과적으로 보면, 면역력은 떨어지게 되고 위궤양, 과민성 대장염, 통풍, 교원병, 동맥경화, 노화와 발암, 콩팥 장해, 당뇨병, 백내장 등의 성인병이나 통증이 수반되는 질병이 생기게 됩니다. 많은 건강서들이 활성산소를 만병의 원인으로 여기고 중요하게 다루는 이유인 것이죠.

그렇다면 이렇게 대책 없이 뿜어져 나오는 활성산소에 몸은 속수무책으로 당하느냐 하면 그렇지는 않습니다. 원래 몸속에는 이러한 활성산소로부터 몸을 보호하기 위해 활성산소의 독성을 없애주는 SOD(Superoxide Dismutase)나 글루타티온 페록시다아제(glutathione peroxidase), 카탈라아제(catalase) 등의 항산화 효소가 만들어집니다. 조직 파괴를 막아주고 수명을 연장해 주는 중요한 효소입니다.

그런데 안타깝게도 항산화 효소는 나이와 더불어 몸속에서 만들어지는 양이 줄어듭니다. 암이나 당뇨병이 나이가 많은 이들에게 더 많이 생기는 이유도 바로 여기에 있는 것이겠죠. 중년·노년이 되어도 교감신경을 긴장시키는 생활을 계속하고 있으면 활성산소가 몸속에서 멋대로 생겨나도 막을 방법이 없게됩니다. 그렇기 때문에 생활습관으로 인한 질병은 자연히 증가하고 노화가 빨라집니다.

항산화효소가 적어지고 몸속에서는 합성되지 않는다고 손을 놓고 있을 수는 없겠죠? 활성산소를 제거하는 데는 비타민C, 비타민D, 비타민E, 베타카로틴 등이 있습니다. 어떻게든 활성산소를 없애기 위해 마구 섭취하면 활성산소를 처리할 수 있습니다. 하지만 활성산소를 지나치게 처리하면 이번에는 부교감신경이 위로 쑤욱 올라가게 됩니다.

활성산소가 무조건 적다고 해서 질병에 안 걸리는 것은 아니라는 사실을 기억해야 합니다. 물론 활성산소가 적으면 노화가 늦춰지고 면역력이 높아지기 때문에 오래 살 수는 있습니다. 하지만 반대로 림프구가 늘어나기 때문에 알레르기가 될 가능성이 높아집니다. 아시겠죠? 무엇이든 적당한 것이 중요합니다.

활성산소를 없애는데 몸속에서 만들어지는 항산화효소가 중요하다는 것을 알았으니 적은 양의 방사선이 이러한 항산화효소에 어떤 영향을 미치는지 알아보겠습니다. 적은 양의 인공 방사선과 라돈 온천물을 사용해 비교한 3가지 실험이 있습니다. 쥐에게는 낮은 수준의 방사선(X선)을 쐬어주고, 토끼에게는 자연 방사선(라돈 천의 물)을 흡입하게 한 후에 비교를 해봤습니다.

생후 7주 된 수컷 쥐에게 낮은 수준의 방사선(X선)을 쐬고 4시간 뒤에 비교했더니 방사선을 민감하게 받아들이는 골수나 비장에서는 SOD 활성(Superoxide Dismutase, 활성산소를 제거하는 효소. 몸 안에 필요 이상의 활성산소가 생겼을 때 이것을 중화하는 작용)이 높아졌습니다. 가슴샘에서는 100센티그레이 이하로 쐬

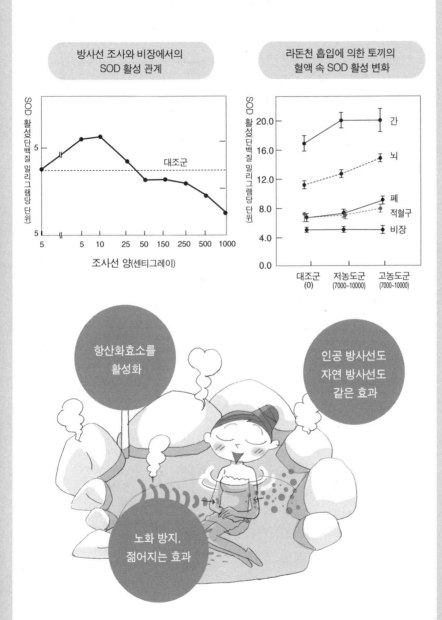

방사선 조사와 비장에서의
SOD 활성 관계

라돈천 흡입에 의한 토끼의
혈액 속 SOD 활성 변화

항산화효소를
활성화

인공 방사선도
자연 방사선도
같은 효과

노화 방지,
젊어지는 효과

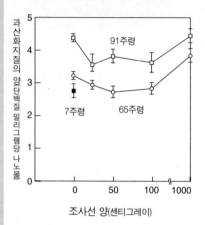

저선량 X선 방사에 의한 쥐
대뇌피질의 과산화지질량의 변화

과산화지질의 양(단백질 밀리그램당 나노몰)

조사선 양(센티그레이)

91주령

7주령

65주령

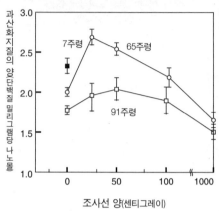

저선량 X선 방사에 의한 쥐
대뇌피질의 과산화지질량의 변화

과산화지질의 양(단백질 밀리그램당 나노몰)

조사선 양(센티그레이)

7주령

65주령

91주령

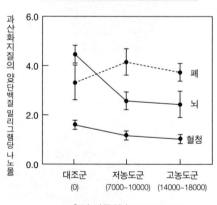

라돈천 흡입에 의한 토끼의
혈액 속 과산화지질의 변화

과산화지질의 양(단백질 밀리그램당 나노몰)

폐

뇌

혈청

대조군
(0)

저농도군
(7000~10000)

고농도군
(14000~18000)

흡입 라돈천 농도(베크렐/1)

쥐에게는 인공 방사선, 토끼에게
는 온천수를 사용하여 실험하였다.
노화 억제 효과가 있다.

어주니 비장은 5~10센티그레이 근처로 높아졌습니다. 토끼에게 미량의 방사선을 함유한 온천·라돈천의 물(저농도와 고농도의 2종류)을 90분 동안 흡입시킨 실험에서도 장기에 따라 다르지만 SOD 활성이 높아졌습니다.

그뿐만이 아닙니다. 대뇌 표면에 있는 피질에 많이 함유된 지질은 산화되면 독성이 강한 과산화지질이 됩니다. 과산화지질은 혈관을 손상시켜 동맥경화를 일으켜, 노인성 뇌혈관 장애의 원인이 됩니다. 과산화 지질이 많으면 많을수록 노화가 진행되는 셈입니다. 놀랍게도 그 양으로 노화의 정도를 측정할 수 있습니다.

91주 된 늙은 쥐와 65주 된 쥐에 대하여 미량의 방사선(X선) 25~100센티그레이를 쬐자 대뇌피질의 과산화지질 양이 줄어들었습니다. 이 양은 7주 된 어린 쥐의 값에 가까운 정도입니다. 토끼를 사용한 라돈 천 물의 실험에서도 마찬가지로 과산화지질은 줄어들었습니다. 즉, 노화로 인해 일어난 과산화지질의 양이 미량의 방사선 영향으로 줄어, 젊은 시절의 양에 해당할 정도가 된 것입니다.

세포 안의 핵을 둘러싸고 있는 생체막의 움직임도 나이가 들면서 기능이 떨어져 부드러움이 덜해집니다. 하지만 같은 나이의 쥐에서 세포막의 움직임을 측정한 결과, 25~50센티그레이의 방사선을 쬐면 단백 부분의 움직임이 활발해지는 것으로 나타났습니다. 라돈천 물을 마시게 한 토끼의 경우도 마찬가지입니다. 노화하면서 함께 기능이 떨어진 신진대사의 움직임이 다시 젊음의 생기를 찾는 것입니다. 라듐 온천으로 젊어지는 비결은 미량 방사선에 의한 호르메시스 효과에 있다고 할 수 있을 것입니다.

Part. 4

수면과 면역력

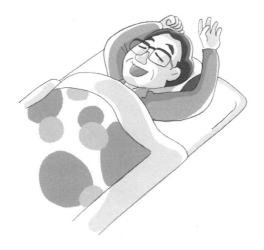

일생 동안 우리는 상당히 많은 시간을 잠으로 보냅니다. 하지만 중요한 것은 얼마나 오래 자느냐가 아니라 짧더라도 깊이 잘 자는 것입니다. 수면의 역할을 알고 나면 쾌적한 수면이 건강을 유지하는 데 얼마나 중요한지 더욱 알게 될 것입니다.

4 수면과 면역력

수면은 피곤한 마음에 최상의 약이다.
– 세르반테스(1547~1616, 에스파냐 출신의 문학가)

수면의 역할

지금까지 했던 이야기의 핵심은 세 가지입니다. 자율신경의 균형, 체온 그리고 면역력입니다. 자율신경의 균형을 유지하는 것이 우리의 목적이죠. 이를 위해서는 체온을 높여 면역력을 높이는 것이 중요합니다. 그래서 체온과 면역력을 높이는 여러 가지 방법과 생활습관을 소개했습니다. 여기에 잊어서는 안 되는 또 하나가 바로 수면입니다. 하루의 6~8시간 정도 잠을 잔다고 하고 우리가 90세까지 산다고 가정하면 3분의 1인 30년, 4분의 1인 25년을 잠자는 데 쓰고 있는 셈입니다.

수면은 몸의 회복제

수면에는 '눕다' '자다' '쉬다' 는 의미가 있습니다. 수면은 중력을 거슬러 활동하고 있던 몸을 쉬게 할 뿐만 아니라 뇌세포를 쉬게 하고 마음을 회복시켜 줍니다.

수면은 주로 뇌세포를 진정시키는 역할을 합니다. 뇌는 하루 종일 끊임없이 사용하기 때문에 에너지 소비가 무척이나 높습니다. 아주 연약한 부분이어서 파괴되기도 쉽습니다. 그래서 뇌에 원기를 회복하려면 반드시 잠을 자야 합니다. 공부 잘하는 사람들이 24시간 거의 하루 종일 책상 앞에 있다고 능률이 오를까요? 오히려 충분히 잠을 자는 사람이 기억력도 더 좋고 보다 공부 효과도 높습니다. 잠자고 있는 동안에 뇌는 낮 동안에 학습한 것을 기억해 정리하거나, 불필요한 기억을 없애기도 합니다. 잠을 잠으로써 둔해진 뇌의 기능을 조정하고 다음날에도 정상적인 상태로 온 몸에 명령을 내릴 수 있도록 준비하는 것입니다.

수면에는 논렘수면과 렘수면의 2종류가 있습니다. 논렘수면은 '뇌의 잠' 이라고 말하는 깊은 잠입니다. 잠이 들고 약 1~2시간이 지나 가장 깊이 잠이 드는 상태를 말합니다. 반듯하게 누워 깊고 규칙적인 호흡을 하는 상태입니다. 호흡이나 심장의 박동이 늦어지고 혈압은 떨어집니다. 몸속의 열을 내보내기 위한 작용이 활발해지고 몸속의 체온은 약 1도 전후로 내려갑니다. 뇌파를 살펴보면 깊은 수면 상태인 델타파 상태가 됩니다. 이때는 뇌가 편안하게 쉬고 있기 때문에 흔들어 깨워도 쉽게 일어나지 않습니다. 논렘수면 상태가 지나면 이제 '몸의 수면'이라고도 하는 렘수면으로 들어갑니다. 렘이란 급속 안구 운동(Rapid Eye Movement)의 약자로, 문자 그대로 자고 있어도 눈동자가 움직입니다. 호흡과 맥박도 올라가며 혈압도 조금 높고 체온도 올라가는 상태입니다. 이때의 뇌파는 얕은 수면 상태인 세타파가 나타나고, 뇌는 눈을 뜨고 있을 때와 가까운 상태가 됩니다.

흔히 말하는 '눈 뜨고 자는' 사람은 렘수면 상태에 있기 때문인 경우가 많습니다. 이때 근육의 긴장은 풀려 축 늘어진 상태가 되어 몸은 편안하게 쉬고 있습니다. 꿈을 많이 꾸는 수면이기도 합니다.

논렘수면과 렘수면

건강한 사람의 경우, 논렘수면과 렘수면은 90분 주기로 하룻밤에 4~5회 서로 번갈아 가면서 아침까지 이어집니다. 인간은 기계처럼 5초 후에 바로 잠에 들 수는 없죠. 자기 전에 졸린 상태가 시작됩니다. 이렇게 졸릴 때는 하루 중에서 체온이 가장 높아집니다. 그리고 잠자리에 든 후 처음 3시간, 즉 논렘수면을 시작하고 렘수면으로 이어지는 최초의 2세트가 아주 중요한 시간입니다. 왜냐하면 수면이 면역력을 높이는 것과 아주 깊은 관계가 있기 때문입니다. 이 시간에 뇌하수체에서 신진대사를 활발하게 하는 성장호르몬이나 면역 세포 사이의 정보 전달 역할을 하는 면역 단백질인 사이토카인, 인터페론, 인터류킨 등의 성분이 혈액 속으로 활발하게 분비됩니다.

성장호르몬은 몸을 튼튼하게 하는 호르몬입니다. 단백질이나 뼈 등을 합성하는 기능을 돕고, 피로를 풀어주며, 상처를 낫게 하거나 몸 전체의 손상을 회복하는 데 중요한 호르몬입니다. 이 호르몬은 특히 성장기 아이들에게는 필수적입니다. "잠을 자면 큰다"고 할 만큼 깊이 잘 자면 성장호르몬이 많이 나옵니다. 그러니까 아이들은 밤에 너무 늦지 않게 잠을 자는 것이 무엇보다 중요합니다.

여성에게 잠은 미용과도 깊은 관련이 있습니다. "미인은 잠꾸러기"라는 말은 이제 너무 식상한가요? 하지만 이 또한 괜한 말이 아니라 분명 과학적인 이유가 있습니다. 숙면을 취하면 피부의 신진대사가 높아지고 피부가 탱탱해집니다. 수면 부족은 분명 피부의 큰 적입니다. 잠을 제대로 못 잔 사람은 눈 밑이 검어지는 다크서클이 무척이나 짙어집니다. 여드름, 부스럼 등이 생겨 피부는 칙칙해지죠. 미인은 분명 밤에, 잘 때 만들어집니다.

앞에서 논렘수면, 즉 깊은 수면 상태에서 체온이 내려간다는 얘기를 했습니다. 우리 몸은 렘수면을 하면서 체온이 올라가고, 논렘수면일 때 체온이 내려가는 리듬을 반복합니다. 이 과정에서 사이토카인이라는 물질이 면역세포 사이에 정보를 전달해

줍니다. 이 과정에서 뇌는 열을 내며 깊은 논렘수면을 일으킵니다. 그러니 자는 동안 몇 차례나 체온이 올라갔다 내려가는 것은 면역력을 활발하게 하고 깊은 수면을 위한 작용입니다.

잠을 자기 시작하면 처음에는 논렘수면에서, 시간이 지나면서 렘수면이 길게 이어집니다. 이 과정을 반복하다가 점차 잠이 깨는 것이죠. 더불어 몸을 유지시키는 호르몬 성분들도 이 리듬을 같이 맞춰 움직입니다. 부신피질 호르몬, 코티솔 등인데, 이들은 스트레스에 대항해 몸을 지키고 당의 이용을 조절해 혈압을 정상으로 유지시켜 줍니다. 수면 중에 많아지기 시작해 아침때 최고가 됩니다. 그리고 잠에서 깬 뒤의 활동에 대비해 체온은 미리 올라가기 시작합니다.

아무리 잠을 자도 몸이 개운하지 못하고 계속 피곤을 호소하는 사람이 많습니다. 이런 사람은 논렘수면과 렘수면의 주기에서 논렘수면일 때 일어났기 때문입니다. 잠에서 산뜻하게 깨려면 무엇보다 뇌가 쉬고 있는 깊은 수면 상태인 논렘수면일 때보다 얕은 잠인 렘수면에서 일어나야 합니다. 이 경우에는 몸의 체온이 미리 올라가 활동 준비를 하기 때문에 깨어날 때의 느낌이 상쾌합니다. 90분을 리듬의 주기로 삼고 일어나는 시간을 따져 보는 것도 좋습니다. 밤 10시에 잠을 잔다고 했을 때, 10시를 시작으로 90분씩 주기를 그립니다. 그러면 11시 반, 1시, 3시 반...이런 식으로 시간을 나눌 수 있습니다. 그때에 맞춰 일어나

논렘수면 중

'뇌의 잠'이라고도 하는 깊은 잠.
흔들어 깨워도 잘 일어나지 않는다.

- 뇌압이 내려간다.
- 뇌혈류가 떨어진다.
- 포도당이 내려간다.

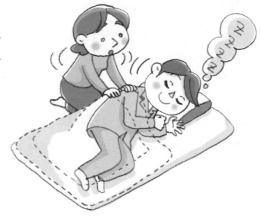

렘수면 중

'몸의 수면'이라고도 하는 렘수면.
얕은 수면이라 깨기 쉽다.

- 뇌압이 올라간다.
- 뇌혈류가 올라간다.
- 포도당이 올라간다.

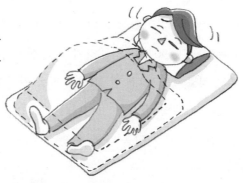

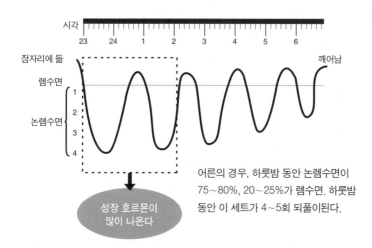

어른의 경우, 하룻밤 동안 논렘수면이 75~80%, 20~25%가 렘수면. 하룻밤 동안 이 세트가 4~5회 되풀이된다.

● 성장 호르몬의 역할

당질을 에너지로 쓰기	혈당치를 높이고 당을 에너지로 바꿔 몸속 에너지 소비량을 높인다.
지방 분해하기	지방 세포 속에 축적된 중성지방을 분해해 혈액 속에 유리지방산(중성지방이 분해되는 과정에서 생기는 지방산. 심각한 영양 부족이나 당뇨가 있을 때 농도가 상승한다)을 내보낸다. 간이나 근육에서 분해되어 체지방은 줄어든다.
뼈와 키를 쑥쑥 키우기	칼슘, 인, 마그네슘의 미네랄 이용 효율을 높여 뼈 만들기를 돕는다.
단백질 합성하기	아미노산이 더 활발하게 근육을 운반하도록 해 단백질 합성력을 높이고 근육을 발달시킨다.
피하조직 수분 늘리기	피하조직의 수분 함유량을 높여 주름을 없애고 피부의 탄력을 유지한다.
유즙 분비 도와주기	젖을 잘 분비하도록 도와주는 락토겐 수용체와 결합해 젖샘을 키워 유즙(乳汁)을 만들어낸다.

면 몸이 덜 피곤할 것입니다. 오래 잔다고 피로가 풀리던가요? 짧게 자도 개운한 사람이 있고 오래 자도 여전히 피곤한 사람이 있습니다. 수면은 어느 정도를 취해야 한다고 정해진 것은 없습니다. 아인슈타인은 하루 10시간 이상 잠을 잤지만 하루에 3시간 정도를 자고도 유럽 대륙을 정복한 나폴레옹도 있으니까요. 수면 시간은 내 몸 상태에 따라 달라지는 것이니 자신의 개성에 맞는 수면을 취하십시오.

태양광으로 체내시계를 다시 맞춰준다

우리가 살고 있는 세계는 여러 가지 리듬(주기·사이클)에 따라 움직입니다. 예를 들어 태양 둘레를 일주하는 365일의 공전, 하루 24시간의 자전, 12.4시간의 조수 간만 등이 있죠. 모든 생물은 이런 리듬과 보조를 맞추고 있습니다. 인간도 마찬가지입니다. 인간의 몸속에는 체내시계라는 리듬이 있습니다. 그 때문에 계절이나 시간에 따라 우리 몸의 상태가 변하는 것입니다.

내 몸 안에 시계가 있다

사람의 체내시계는 25시간이 주기입니다. 태양 리듬인 하루 24시간과는 약간 차이가 있죠. 여기에 대한 재밌는 실험이 있습니다. 1920년, 독일인 생리학자 아쇼프(Ludwig Aschoff, 1866~1942)가 뮌헨 대학 의학부의 부속병원 지하에 실험 시설을 만들었습니다. 외부의 정보를 줄 수 있는 기기들, 시계, 라디오, 전화 등을 모두 없애고 26명을 한 달 동안 자유롭게 생활하도록 했습니다. 그리고 이들의 수면과 기상 리듬 그리고 체온 등을 측정했습니다. 그 결과, 생활 리듬을 결정하는 것이 아무것도 없는 환경 속에서 사람의 체내시계는 정확히 하루 25시간의 리듬으로 움직이고 있는 것으로 나타났습니다.

이 주기를 '하루 주기 리듬(circadian rhythm)이라고 합니다. 활동하고 쉬고 잠자는 기본적인 리듬이나 몸속의 기능(자율신경 기능, 내분비 기능, 대사 기능 등의 여러 가지 생체 기능)이 하루에 약 25시간에 맞춘 리듬으로 움직이기 때문에 약 1일의 리듬이라고도 합니다.

사람은 25시간의 기본 리듬을 가지고 하루 24시간의 물리적인 리듬에 맞춰 생활하고 있는 셈입니다. 그런데 이런 식으로 25일이 지나면 체내시계와 태양 리듬의 차이가 24시간, 그러니까 약 하루 정도가 벌어지겠죠? 하지만 놀랍게도 체내시계는 매일 다시 맞춰집니다. 그리고 이를 가능하게 하는 것은 바로 태양광(태양빛)입니다. 태양광이라는 말이 좀 생소할 수 있지만 우리가 매일 만나는 태양, 즉 햇빛을 생각하면 됩니다.

아침에 일어나 태양광을 받으면 눈으로 들어온 빛이 뇌의 시상하부에 닿습니다. 시상하부는 호흡이나 맥박 수, 체온이나 혈압, 호르몬 생산 등 몸속의 중요한 기능을 담당하는 곳입니다. 체내시계는 시상하부 속에 있는데, 그 사령탑 역할을 하고 있는 것이 시교차상핵(視交叉上核, 1미리 정도의 단백질덩어리)입니다. 그 속에서 시계 유전자가 움직이면서 체내시계를 태양의 리듬에 맞춰 줍니다. 이것은 태양광 속에서도 푸른색 빛(420나노미터)의 파장으로 함께 일어납니다. 망막이나 시교차상핵을 많이 가지고 있는 크립토크롬(cryptochrome)이라는 색소가 푸른색 빛을 막아 내면서 시계 유전자가 작동하는 것입니다.

이 빛의 정보는 시상하부의 바로 위에 있는 송과선(松果腺)에 전해집니다. 송과선은 생체리듬을 조절하는 호르몬이 나오는 곳이죠. 빛의 정보가 이곳으로 전해지면 잠을 조절하는 호르몬인 멜라토닌의 분비도 줄어들고, 부신으로부터는 세포를 활성화시키는 스테로이드 호르몬이 분비되면서 신경이 낮에 활동하기에 적합한 상태가 됩니다. 이때 교감신경은 위로 올라갑니다.

불을 끄고 자자

빛과 멜라토닌의 분비는 서로 관계가 있습니다. 멜라토닌은 밤에 잠을 잘 오게 하는 호르몬입니다. 낮에 태양빛을 충분히 받으면 밤에 멜라토닌의 분비가 늘어납니다. 어두운 밤이 될수록 멜라토닌은 혈액 속으로 분비되는 양이 많아지면서 수면 중추를 작동시켜 잠이 오게 합니다. 수면 중에 우리 몸은 긴장이 풀리고, 면역세포인 헬퍼T세포나 NK세포의 기능이 활발해지기 때문에 면역력이 높아집니다.

그러나 예민한 사람은 밤이 되어도 잠들기가 힘듭니다. 더구나 밤에도 낮과 같이 밝은 상태에서는 멜라토닌이 별로 나오지 않으니 잠이 들기가 더 어렵습니다. 낮밤에 상관없이 계속 밝은 환경에 있으면 교감신경이 늘 긴장하기 때문입니다. 침실에 텔레비전이나 컴퓨터 등을 놓지 말라고 하는 것이나 불을 가능하면 끄고 자도록 하는 것은 이 때문입니다. 꼭 전기료를 아끼기 위해서만은 아닌 것이죠. 빛의 밝기를 조도라고 하는데 그 단위인 1럭스는 양초 1개 정도의 밝기입니다. 평소의 적절한 밝기는 300~500럭스입니다. 책을 집중해서 읽어야 할 때는 600~1000럭스 정도가 필요합니다. 그런데 잠을 자야 하는 환경에 텔레비전이나 게임, 컴퓨터의 모니터(250럭스 이상)나, 형광등(800~1000럭스)이 있으면 교감신경이 긴장을 풀 수가 없습니다.

밤에는 불빛을 없애고 아주 어둡게 한 상태로 잠을 잡니다. 그렇다고 두텁고 어두운 커튼까지 칠 필요는 없습니다. 오히려 깊이 자려고 커튼까지 치고 자면 아침이 되어도 태양빛이 들어오지 않으니 생체리듬은 여전히 밤의 상태에 있게 됩니다. 자연광을 그대로 들어오게 하면 정상적인 우리 몸은 알람시계를 맞추지 않아도 해 뜨는 시간에 맞추어 일어납니다. 여름에는 4, 5

시경, 겨울에는 6, 7시경에 자연스럽게 눈이 떠집니다. 자율 신경은 계절의 변화에 따라 움직이는데, 자율신경 시소가 여름에는 부교감신경을 위로 올리게 되니 수면이 짧고, 교감신경이 위로 작용하는 겨울에는 수면 시간이 1시간 정도 길어집니다. 여름에는 제대로 자지 못해 수면 부족을 느끼고, 겨울에는 왠지 잠이 깨지 않는다고 하는 사람은 사실은 지극히 정상적인 상태입니다. 그러니 염려할 필요는 없습니다.

낮밤이 바뀐 생활을 하는 사람이나 일주일에도 밤 근무가 여러 차례 있는 교대 근무자는 체내 리듬을 조정하기가 무척 어렵습니다. 낮밤을 완전히 바꾸면 좋겠지만, 교대 근무는 그렇지 못합니다. 여행시차증후군(jet lag syndrome)의 경우도 마찬가지입니다. 그래서 몸을 현재 상태에 조금씩 맞춰주는 노력이 필요한 것입니다. 우선은 가볍게 잠드는 선잠을 권하고 싶습니다. 적어도 선잠을 자면 피로가 조금은 줄어들어 체내 리듬이 조금은 나아지게 됩니다. 낮에 낮잠을 자면 같은 효과를 얻을 수 있습니다. 밤 근무가 끝난 후에는 태양광을 직접 쬐지 않도록 모자나 선글라스, 양산 등을 준비하고, 집에 돌아가서는 덧문이나 셔터, 차광 커튼으로 침실을 어둡게 한 다음 가능한 대로 밤과 같은 환경을 만들어 잠들도록 합니다. 이는 우리 몸을 태양주기에 맞춰 움직여 주려는 것입니다.

아침은 태양광을 받고 일어나고, 밤에는 빛을 없앤 환경 등으

: 낮처럼 밝은 야간 직장

편의점의 밝기는 5000~1만 럭스

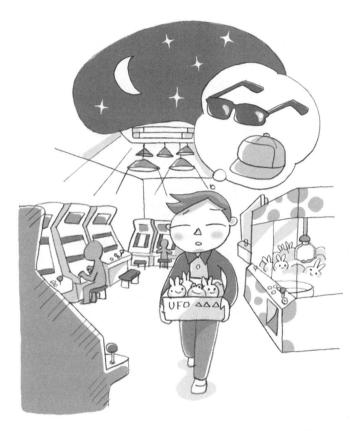

밤 근무가 끝나면 태양광을 직접 쬐지 않도록 모자나 선글라스, 양산 등을 준비한다.
집에 가서는 덧문이나 셔터, 차광 커튼으로 침실을 어둡게 한다. 가능한 대로 밤과
같은 환경을 만들어 놓고 잠들도록 한다.

한낮의 직사광선은 10만 럭스
구름이 끼었을 때는 1만 5000럭스

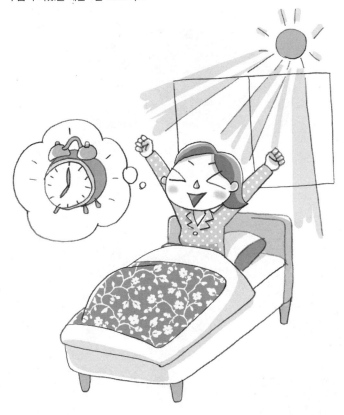

밤에는 빛을 없애고 아주 깜깜한 상태에서 잠을 잔다.
자연의 빛이 들어오도록 하면 체내시계는 자연히 태양광에 맞게 다시 설정된다.
시간을 맞춰 놓지 않아도 태양광에 따라 매일 잠을 깰 수 있다.

로 기복을 주면서 하루를 지내는 것이 체내 리듬을 조정하며 건강하게 생활하는 방법입니다.

불면증에 시달리는 사람들

잠을 잘자는 것이 얼마나 중요한지 알겠죠? 그러니 불면증으로 고생하는 사람이라면 마음이 더 심란할 겁니다. 잠을 제대로 못자면 몸이 손해 보는 것이 한두 가지가 아니니까요. 일본인 5명 가운데 1명은 수면에 만족하지 못하고 있다고 합니다. 불면에 관한 앙케트 조사(2000년 일본 보건 복지 동향 조사)를 보면 '잠을 잘 수 없다' '밤에 눈이 떠진다' '아침 일찍 잠이 깬다' 등의 불면을 호소하는 사람이 약 20%, '낮잠을 잘 수 없다'는 사람이 약 10%로 나타났습니다.

불면증의 두 가지 이유

불면증에는 여러 가지 증상이 있습니다. 잠자리에 들어도 쉽게 잠들지 못하는 입면 장애가 대표적이지만 단지 밤에 잠을 잘 못자는 것만이 아닙니다. 밤에 여러 번 잠에서 깨고 다시 잠들기가 힘든 중도 각성, 아침 일찍 잠이 깨는 조기 각성, 잠을 많이 자는데도 깊이 잠든 느낌이 들지 않는 숙면 장애 모두 불면증에 해당합니다. 이런 고민을 가진 사람은 대부분 스트레스가 많거나 질병이 있거나, 운동 부족이거나, 나이가 많은 경우일 것입니다. 그리고 그런 사람을 차분히 관찰해 보면 2가지 타입으로 나눌 수 있습니다.

하나는 교감신경이 긴장해서 생기는 불면증입니다. 생활 속에서 무언가 정신적인 스트레스를 많이 받아 잠자리에 누워서도 이것저것 고민하면서 몸을 뒤척입니다. 일이나 인간관계, 진학이나 가정의 고민, 연애문제 등이 교감신경을 긴장시켜 몸이나 마음이 편하지 못하기 때문에 잠을 잘 못자고 밤중이나 이른 아침에도 자주 잠이 깹니다. 어떤 질병 때문에 일어나는 통증이나 가려움, 마비, 나른함, 냉증, 결림 등으로 몸이 불편한 것도 스트레스가 됩니다. 특히 이런 증상들은 밤에 더 심해지니 그 불안감 때문에 쉽게 잠들지 못하기도 합니다.

나이가 들면 일반적으로 뇌 속 수면중추의 기능이 약해지거나 잠을 잘 오게 하는 멜라토닌의 분비량이 줄어들기 때문에 전반적으로 얕은 잠을 자게 되고 잠자는 시간도 오래 지속되지 않는다고 합니다. 그래서 나이가 들어 밤에 잠이 오지 않는다는 것을 인정하고 어쩔 수 없다고 생각합니다. 특히 불면이 있는 사람 중에는 항상 약을 먹는 사람들이 많은데, 그러면 약 때문에 교감신경이 긴장해서 잘 시간이 되어도 맥이 빨라집니다. 약도 한 종류가 아니라 아마 몇 종류나 되는 약을 먹을테니 몸이 편할 수가 없습니다.

이런 원인으로 생긴 불면일 때 시도해 보면 좋은 것이 이불 위에서 옆으로 누워서 하는 심호흡입니다. 고민이나 걱정을 계속 안고 있으면 알지 못하는 사이에 호흡은 얕고 빨라집니다. 그러니 의식적으로 한번 깊이 호흡해 봅니다. 코로 크게 숨을 빨아들이고 입으로 조금씩 내뱉습니다. 이 호흡법은 산소를 한꺼번에 많이 마시기 때문에 몸이 반사적으로 내보내려고 하면서 부교감신경을 위로 올라가게 합니다. 근심 걱정을 당장에 멈출 수는 없겠지만 이 호흡법만큼은 잠이 들 때까지 계속해 보십시오. 잠이 드는 시간이 조금씩 빨라질 겁니다.

나이가 든 사람들이 잠을 잘 못자는 또 다른 이유는 밤에 화장실을 자주 가기 때문입니다. 이런 사람은 하반신의 냉기가 원인입니다. 냉기 때문에 방광이 줄어든 상태에서 낮 동안에 물을 많이 마셨기 때문입니다. 우선 탕파나 휴대용 손난로로 몸을, 특히 하체를 따뜻하게 하고 저녁 시간에 수분 섭취를 줄이면 훨씬 나아집니다.

불면증의 또 다른 원인은 부교감신경이 긴장해서 나타나는 것입니다. 낮에 몸을 움직여서 일이나 운동을 하지 않기 때문에 몸이 피로해지지 않아서 잠들지 못하는 것입니다. 나이가 들면 사회적인 일이나 가정 일로부터 물러나 낮의 활동량이 적어지고, 그 결과 낮잠이 많아지니 밤에는 잠을 자기가 힘든 것입니다. 현재 생활이 그러한데 젊을 때의 리듬으로 잠을 자려고 하면 당연히 잠들기가 힘들죠. 역학 조사에서는 운동하는 습관이 있으면 불면인 경우는 거의 없다고 합니다. 이런 사람은 밤에도 잘 깨지 않고 잘 잡니다.

혈액순환이 나빠지는 이유 중의 하나는 근육의 힘이 나이에 따라 함께 늘어가기 때문입니다. 혈액이 아무리 좋은 상태여도 체력이 약하면 가장 중요한 펌프 역할을 하고 있는 근력이 정상으로 활동하지 않습니다. 운동은 이 근력을 발달시켜 신진대사를 좋게 하고 세포가 잘 활동하도록 합니다. 몸이 뻐근해 잠들지 못하는 사람은 근력이 떨어져 혈액순환이 잘 안 되기 때문이죠. 계단 오르기가 고통스럽고 온 몸이 욱신거리며 사십견으로 팔이 펴지지 않는 증상이나 요통, 뼈마디의 통증도 운동부족 때문인 경우가 많습니다.

부교감신경이 긴장해서 생긴 불면은 결국 낮에 몸을 움직이지 않기 때문인 것입니다. 결코 나이 탓이 아니라는 것이죠. 물론 나이가 들수록 다리의 힘은 약해지고 몸 전체의 저항력도 확실히 떨어집니다. 하지만 그렇다고 가만히 있을 수는 없습니다. 집에서라도 중력의 무게에 눌려 있는 몸을 스트레칭해 주십시오. 누워서 자전거 타기 자세를 하면 무리하지 않으면서 몸을 단련하는데 도움이 됩니다. 횟수를 서서히 늘려 100번 정도를 목표로 시작해 보십시오. 밤에 잠자리에 들기 전에 스트레칭이나 가벼운 유산소 운동을 하면 수면에 도움이 됩니다. 시간을 내어 운동을 할 수 없다면 생활 속에서 움직임을 조금 늘리는 것도 좋습니다. 산책할 때는 계단 있는 장소를 선택하고, 빠른 걸음으로 계단을 오르도록 합니다. 계단 오르기는 중력을 거스르기 때문에 매우 효과가 좋습니다. 원인이 전혀 다른 두 가지 종류의 불면증이지만 병원에 가면 모두 수면제나 항불안제, 수면 도입제로 치료를 합니다. 이런 약은 뇌에 작용해 신경전달을 막아 잠이 들게 합니다. 그런데 쉬어야 할 뇌가 약 때문에 계속 작동하기 때문에 흥분 상태가 이어지고, 결국에는 어떤 약을 쓰든 교감신경은 긴장 상태가 되어 버립니다.

수면제를 먹는 사람은 아침에 일어날 때 힘들어합니다. 낮에는 현기증이나 몽롱한 상태가 계속되기도 합니다. 갑자기 졸음이 오거나 두통이나 나른함이 이어지기도 합니다. 온몸 근육의 긴장을 누그러뜨리는 작용 때문에 특히 나이 든 사람은 힘이 더 없어져 골절을 일으킬 수도 있습니다. 정신적·육체적으로 활동 기능이 떨어져 있기 때문에 집중력과 주의력이 부족하고, 일은 물론이고 운전도 힘들어합니다. 잠 한번 자보려고 먹은 약이 일상생활에 이렇게 좋지 않은 영향을 미치는 것입니다.

일본에서는 2004년 니가타 현 주에쓰(中越) 지진에서 수면 도입제를 이용한 70%의 피해자에게 부종이나 혈전의 부작용이 발견되기도 했습니다. 더구나 수면제는 의존성이 강하기 때문

⋮ 교감신경형 불면증

- 정신적인 고민
- 질병에 의해 불편한 증상
- 여러 종류의 복용하고 있는 약 (노인)

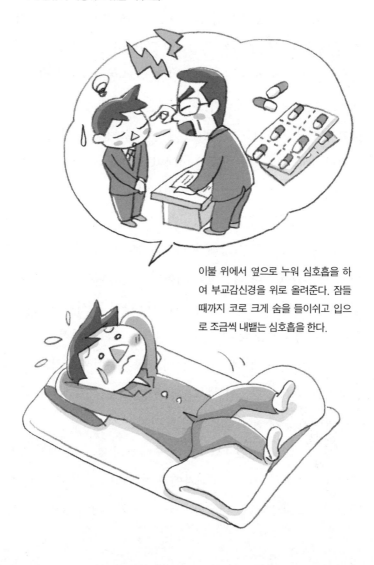

이불 위에서 옆으로 누워 심호흡을 하여 부교감신경을 위로 올려준다. 잠들 때까지 코로 크게 숨을 들이쉬고 입으로 조금씩 내뱉는 심호흡을 한다.

: 부교감신경형 불면증

- 낮의 활동 부족
- 운동 부족

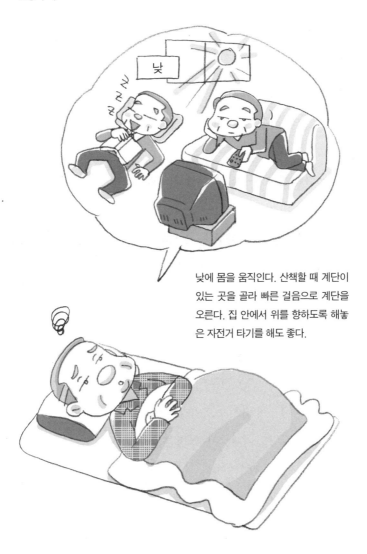

낮에 몸을 움직인다. 산책할 때 계단이 있는 곳을 골라 빠른 걸음으로 계단을 오른다. 집 안에서 위를 향하도록 해놓은 자전거 타기를 해도 좋다.

에 약을 갑자기 중지하면 약을 먹기 전보다 더욱 심한 불면이 생겨 약을 그만둘 수가 없습니다. 내성이 생겨 양을 늘려야만 잠을 잘 수가 있는 것입니다. 자연히 스트레스는 더 늘어나기만 합니다. 그러니 용기 있게 차츰 약을 줄여야 합니다.

위험한 낮의 졸음-수면시 무호흡 증후군

미국 수면조사연구회가 내놓은 'Wake America' 보고서에 따르면, 스리마일 섬(Three Mile Island)의 원자력발전소 사고나 우주왕복선 챌린저의 사고 등은 여러 가지 수면 장애 때문에 발생했다고 보고되어 있습니다. 기기 문제나 기술 사고가 아니라 뜻밖에도 수면 장애가 사고의 배경이라니 놀랍지 않습니까?

깜빡 졸다가 큰 사고를
일본에서는 약 10년 전부터 잠잘 때 질병으로 문제가 되어 온 것이 있습니다. 수면시무호흡증후군(Sleep Apnea Syndrome: SAS)이라는 질병입니다. 이 질병은 2003년에 JR산요 신칸센열차의 운전사가 졸음상태에서 최고시속 약 270km의 속도로 약 8분간 계속 달린 사건 때문에 유명해졌습니다.

수면시 무호흡 증후군은 공기가 지나는 길인 상기도에서 수면 중에 10초 이상 호흡이 멈추거나 1시간에 5번 이상 멈추는 경우, 또는 7시간의 수면 중에 30번 이상 멈추는 증상이 계속되는 질병입니다. 사람에 따라서는 무호흡이 1번에 30~40초, 드물게는 수분 이상에 달하는 경우도 있습니다. 무호흡 상태에서는 깊은 잠을 잘 수 없고 아무리 잠을 많이 자도 뇌가 제대로 쉴 수가 없습니다. 그렇기 때문에 낮에 갑자기 졸음이 오면서 사고 등을 일으키는 것이죠.

증상으로는 코골기, 낮에 졸림, 깊이 잔 것 같지 않은 기분, 일어날 때의 두통 등이 있습니다. 그리고 환자의 대부분은 고혈압, 심장병, 뇌졸중, 당뇨병 등의 성인병을 함께 앓고 있습니다. 무호흡증은 단순히 잘 때 생기는 이상증상이 아닙니다. 그대로 두면 돌연사 등 생명에 영향을 끼칠 수 있는 무서운 질병입니다.

이 질병은 30~60세의 활동이 왕성한 중년·노년 남성에게 많습니다. 비만 때문에 지방층이 쌓인 경우, 편도가 커지는 아데노이드 증상이나 기도로 혀가 들어가는 증상을 가진 사람, 혀가 크고 코가 구부러져 있는 경우 등이 원인이 되어 상기도가 막히기도 합니다. 하지만 야윈 사람에게도 일어납니다. 몸에 살이 쪘거나 마른 것이 문제가 아니라 이것도 교감신경의 긴장 상태 때문에 일어납니다.

교감신경이 밤에도 긴장 상태에 있어 호흡이 얕거나 무호흡을 반복하면 혈액 속에 산소를 충분히 운반할 수 없습니다. 그러면 폐의 중요한 기능, 즉 산소를 마시고 이산화탄소를 내보내는 기능이 떨어집니다. 혈액은 산소와 영양소뿐만 아니라 호르몬과 면역 항체도 운반하고, 몸속의 이산화탄소를 모으면서 나쁜 물질을 내보내는 역할도 합니다. 호흡이 멈춘다는 것은 혈액의 흐름도 함께 멈추는 것입니다. 그 결과 동맥의 이산화탄소 압력은 올라가고, 산소 압력은 떨어져 몸의 조직들도 숨쉬기가 힘들어집니다. 결국 몸은 혈관 내부에 손상을 미치고 있다는 것을 알아차리게 되죠. 원래 몸과 마음을 쉬게 하고 에너지를 복구하기 위해 잠을 자는데 노폐물도 내보내지 못하고 혈액순환도 나빠지니 결국 성인병을 만들게 되는 셈입니다. 이러한 합병증에서 알 수 있듯 수면 장애는 틀림없이 교감신경이 긴장해서 일어나는 질병입니다. 수면시 무호흡 증후군이 원인인지 결과인지는 확실하지 않습니다만, 연구 결과에 따르면 수면시 무호흡 증후군인 사람은 그렇지 않은 사람에 비해 고혈압은 약 2배, 허혈성 심질환은 약 3배, 뇌혈관 질환은 3~5배 정도로 나타난다고 하니 건강에 치명적이라는 것만큼은 분명합니다.

무호흡이 되면 저산소 상태에서 중성지방과 나쁜 콜레스테롤까지 늘어납니다. 혈당을 내리기 위해 췌장에서 분비하는 인슐린도 힘을 제대로 못 쓰니 인슐린은 양을 늘려서라도 힘을 쓰려고 합니다. 결국 당 대사 이상이나 당뇨병이 되는 것이죠.

이 질병이 있는 사람은 술을 마시지 않는데도 간 기능 장애를 일으키기도 합니다. 이것을 보더라도 교감신경이 긴장 상태에 있다는 것을 알 수 있습니다. 교감신경이 긴장하는 주된 원인은 스트레스인데, 이는 간에 지방을 쌓이게 해서 지방간을 만들어 버립니다. 이렇게 교감신경이 긴장하면 함께 떠오르는 두 가지가 있습니다. 바로 과립구와 활성산소죠. 과립구가 늘어나고 그의 나쁜 무기인 활성산소가 사방으로 흩어져 점막에 들러붙고 조직을 파괴하기 시작합니다.

잠을 자고 있는 동안의 증상은 스스로는 알기가 힘듭니다. 하지만 기준은 코를 고는지 그렇지 않은지, 잠자고 있는 동안에 콜록거리는지 아닌지 하는 것입니다. 기침은 무호흡 상태에서 순간적으로 호흡이 멈추면 무의식적으로 숨을 크게 들이마시면서 일어납니다. 갑자기 너무 많은 공기를 들이마시기 때문에 공기가 인두부(공기가 통하는 기관과 식도 사이)를 압박합니다. 그러면서 그 속의 분비물이 기관지에서 폐로 들어가려고 하는데, 기관지는 이것을 막으려고 하죠. 이때 그 반사 반응으로 기침을 하는 것입니다.

스스로 알 수 있는 증상은 아침에 일어났을 때의 두통입니다. 호흡을 하지 않으니 뇌에 혈액이 제대로 들어갈 수 없겠죠. 산소결핍 상태이기 때문에 뇌가 위험 신호를 알리는 것입니다. 참기 힘든 낮의 졸음이나 피로감이 매일 계속되면 성격마저 변합니다. 갑자기 욱하거나 우울한 기분이 계속되는 것입니다. 그리고

밤

30 ~ 60세의 열심히 일하는 중년 · 노년 남성에게 많다.

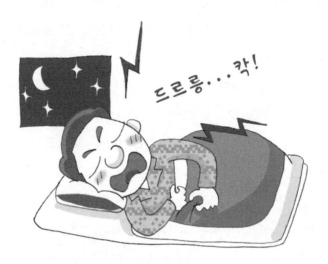

드르릉...칵!

자각할 수 있는 증상

- 코를 크게 곤다.
- 잠자고 있는 동안에 기침을 하기도 한다.
- 일어났을 때 머리가 아프다.
- 낮의 졸음
- 피로감
- 충분히 잔 것 같지 않다.
- 밤에 화장실에 가는 횟수가 늘어난다.

낮 동안 갑자기 졸음이 온다.
회의 중에도 집중력이 떨어지고 정신이 들면 꾸벅꾸벅
졸고 있다.
운전 중에도 졸음이 몰려온다.

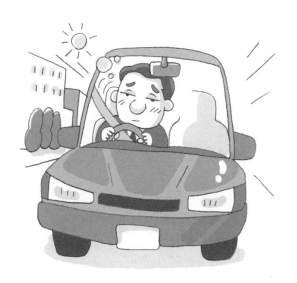

수면시 무호흡 증후군은
성인병이 될 위험이 높다!

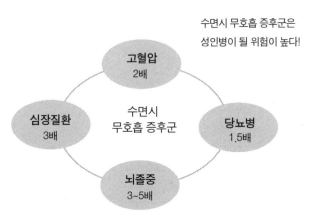

고혈압
2배

수면시
무호흡 증후군

심장질환
3배

당뇨병
1.5배

뇌졸중
3~5배

정력 감퇴나 발기 부전, 발열 등의 증상도 있습니다. 그리고 밤이 되면 몸은 무척 피곤한데 이상하게도 잠을 자기 힘든 각성 증상이 나타나 이래저래 괴로워집니다.

이 병에 걸린 사람은 낮에 활동하는 시간에 무거운 책임을 지는 일이나 세심하게 주의를 기울여야만 하는 일에 종사하는 경우가 많습니다. 그렇기 때문에 낮에 한 일로 스트레스를 받았을 때 이를 빨리 없애는 것이 중요합니다. 몸을 따뜻하게 하거나, 잠자기 전에 심호흡을 여러 번 하면서 부교감신경을 위로 끌어 올리도록 합니다.

비만한 사람은 잠잘 때의 자세를 생각해 봅시다. 위를 향해 누우면 중력 때문에 혀의 밑동(설근부)이 아래로 향해 상기도를 막으므로 옆으로 누워서 자는 것이 좋습니다. 베개를 등에 괴어 경사지게 하거나 파자마의 뒷부분에 둥글게 한 타월을 집어넣 거나 하면 옆으로 눕기 쉬워집니다.

잠잘 수 없다 - 하지불안증후군

미국에서는 1990년대에 이미 발견된 수면 장애가 하지불안 증후군입니다. 1997년에 미국에서 일본의 경우는 어떠한지에 대한 조사를 일본수면학회에 요청하면서 수면 전문의들의 주목을 받았습니다. 하지만 이 증상 때문에 병원에 다니는 사람도 적고 이 병을 알고 있는 의사도 많지는 않습니다.

다리가 간질거린다

하지불안증후군은 다리가 쉴 수가 없는, 안정되지 않는 상태입니다. 저녁 무렵부터 밤까지 무릎에서부터 발목 부분의 안쪽이 근질근질하며 가렵고 벌레가 문 것 같은 느낌이 있어 가만히 있지를 못합니다. 때로는 무릎에서부터 발목에 걸친 종아리를 누가 문지르는 것 같은 이상한 느낌이 듭니다. 이 기분 나쁜 느낌은 다리를 계속 움직이면 잠시 괜찮아지지만, 곧 긴장상태로 앉아 있는 것 같은 뻣뻣함이나 찌릿함, 근육의 경련, 통증 등 다른 종류의 불쾌함을 느끼기도 합니다. 이러한 불쾌한 증상이나 비정상적인 감각이 수면 장애를 일으킵니다. 자연히 낫는 경우는 드물고, 증상이 나빠지면 수면 장애가 생기고 스트레스가 쌓입니다. 울화병이 생기거나 심지어 자살해 버리는 사람까지 있다고 하니 이 역시 쉽게 보아서는 안 됩니다.

이 질병은 중·노년인 40~60세의 여성에게 많습니다. 돌발적으로 일어나는 경우도 있지만 철 결핍성 빈혈이나 신부전으로 인공 투석을 하고 있는 사람, 당뇨병, 관절 류머티즘, 수술로 위를 절제한 사람이나 임신 중인 여성에게도 나타날 수 있습니다. 일본의 경우 환자 수는 200만 명 정도로 알려져 있지만 잠재적인 환자는 470만 명이라고 합니다.

문제는 정확한 원인을 모른다는 것입니다. 뇌 속의 신경전달물질인 도파민 기능이 떨어졌다거나 척수나 말초신경에 이상이 생겼다거나 혹은 유전적인 요소 등이 원인이 아닐까 짐작만 하는 정도입니다. 신경전달물질인 도파민은 뇌를 깨워 쾌적한 기분을 만들어 내고 창조성과 같은 정신 활동을 활발하게 해줍니다. 손발을 움직이거나 여러 가지 운동을 할 때 윤활유 작용을 하기도 합니다. 한편 철은 도파민이 합성될 때 쓰이는 효소에 중요한 역할을 하는데, 철이 부족하면 도파민의 기능이 떨어지고, 그 결과 하지불안증후군의 증상이 나타나기도 합니다. 항우울제나 항정신병약을 먹으면서 이 질병과 비슷한 증상이 나타나는 경우도 있습니다.

환자의 80% 이상은 잠을 자는 중에 자신의 의지와 상관없이 수십 초 간격으로 손과 발의 근육에 순간적으로 경련이 일어나거나 실룩실룩하는 증상을 경험합니다. 그 때문에 갑자기 스스로 놀라 깨기도 합니다. 신기한 것은 이 증상이 낮에는 전혀 나타나지 않는다는 것입니다. 이 질병도 무언가 스트레스에 의해 교감신경이 긴장하고 잠자기 전에 어떻게든 혈액 흐름을 좋게 하려고 할 때 일어나는 혈액순환 장애의 하나인 것입니다.

혈액의 주된 업무는 심장에서 산소나 영양소를 몸 구석구석까지 옮겨 몸속의 노폐물 등을 모아 놓는 것입니다. 그리고 이를 다시 심장으로 돌려보냅니다. 이때 심장으로 혈액을 돌려보내는 펌프 기능은 발바닥이 하고 있습니다. 몸이 찰 때 양말 등을 신어 발을 따뜻하게 하는 것, 또 발바닥을 주무르거나 발목을 전후좌우로 움직이는 운동을 하는 것이 바로 이 때문입니다. 혈액 순환이 안 될 때는 발이 저리기도 하죠.

가만히 있기가 힘들어 움직이면 증상이 나아지는 것입니다. 떠는 것은 치유 반응입니다(2장 체온과 면역력 부분 참고). 몸이 스스로 혈액의 흐름을 좋게 하려고 일으키는 반응인 것입니다. 혈액 순환 장애이기 때문에 수시로 근육 마사지를 하는 것은 물론 평소에 근육을 단련하는 것이 매우 중요합니다. 병원에 가면 뇌 속의 신경전달물질인 도파민을 보충하는 약이나 간질을 막는 약(Clonazepam)을 사용합니다. 하지만 원인이 정확하지 않은데 약을 처방하는 것도 단지 증상을 억제하는 것뿐이지 치료는 아닙니다.

이런 질병에는 인공적으로 호르몬을 쓰기도 합니다. 하지만 이는 스테로이드와 마찬가지로 질병 치료를 더욱 어렵게 만드는 것과 같습니다. 떨림증세를 멈출 수는 있겠죠. 하지만 약은 뇌로 가는 혈액의 흐름까지 방해하고 새로운 질병을 만듭니다. 이 질병에 수면 유도제나 항 우울약을 처방하면 근질거리는 느낌은 그대로이고 잠만 더 자게 한다는 보고도 있습니다. 그러니 약은 중단하는 것이 좋습니다.

알코올과 담배

술과 담배는 부교감신경이 위로 올라가 긴장을 풀어주는 상태. 적은 양이면 스트레스를 덜어줘 몸에 좋다. 하지만 양이 늘어나면 부교감신경을 내리고 교감신경을 위로 올려 면역력이 떨어진다. 술과 담배를 끊는 것이 반대로 스트레스가 되기 때문에 그만두지 못한다는 사람도 있는데 이는 틀린말은 아니다. 원래 술과 담배는 긴장을 풀어주는 효과가 있기 때문에 중단하면 지금까지 그랬던 것처럼 긴장이 풀어지지 않아 오히려 스트레스가 되기도 한다.

술의 성분인 알코올은 배설 반사를 자극해 부교감신경을 높여주고, 부교감신경이 위로 올라간 상태인 붉은색 얼굴이 된다. 술을 마시면 얼굴이 발개지는 사람이 바로 이런 경우. 담배의 니코틴은 부교감신경에서 신경 흥분 전달에 관여하는 아세틸콜린 수용체를 자극해 활발하게 움직인다. 담배를 많이 피우는 사람의 누렇고 푸르딩딩한 얼굴은 교감신경이 위로 올라가 과립구가 늘어나 면역력이 떨어졌다는 증거이다. 양을 적당히 하도록 신경 쓸 것.

● **잠자기 전에 술을 마시면 꼭 자다가 깬다.**
밤에 마시는 술을 나이트캡이라고 한다. 이는 원래 잠잘 때 쓰는 모자를 일컫는 말이었는데 언제부터인가 머리 바깥을 덮었던 것이 머릿속을 덮어 버린다는 의미에서 술로 바뀌었다.

술은 중추신경을 억제시켜 기분을 풀어 주기 때문에 당장에 잠을 잘 들게 하는 데는 효과적이다. 하지만 깊고 긴 수면이 쪼개져 중간에 잠을 깨게 된다. 결국 잠을 자기 위해 술을 마시는 것은 별로 소용이 없다. 술의 경우는 내성이 생기기 때문에 잠자리에서 마시는 술은 양이 증가하기 마련이다. 알코올 의존증이 되지 않도록 밤에는 술에 의지하지 않도록 한다.

● **수면 전이나 수면 중의 담배는 수면을 방해한다.**
담배 속에 들어 있는 니코틴은 눈을 뜨게 하는
효과가 있어 수면을 방해한다.

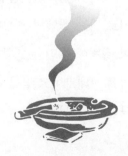

: 하지불안증후군

40 ~ 50세의 중 · 노년 여성에게 많다

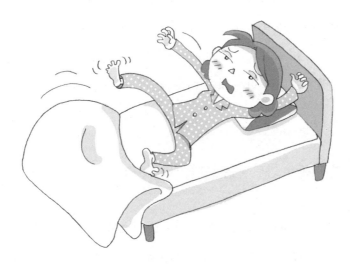

자각할 수 있는 증상

- 저녁 무렵부터 밤에 걸쳐 증상이 나타난다.
- 무릎에서 발목 부분이 근질근질하다.
- 벌레가 문 것 같아 가만히 있을 수 없다.
- 무릎에서 발목에 걸친 종아리를 누군가가 문지르는 것 같다.
- 곧게 앉은 뒤의 마비나 뻣뻣함 같은 저릿한 느낌
- 근육 경련이나 통증

약을 먹지 않는다고 해서 아예 손을 놓고 있으면 안 되겠죠? 우선은 무릎에서부터 아래의 발 부분을 따뜻하게 합니다. 체온보다 5~6도 높은 42도로 따뜻하게 해주면 교감신경이 자극을 받아 스트레스를 느끼면서 몸을 보전하려고 히트 쇼크 프로테인(스트레스 단백질)이라는 물질을 만들어냅니다. 이 물질은 면역뿐만 아니라 콜라겐 합성과 자외선 차단, 피부 재생에도 큰 역할을 하고 여러 가지 스트레스로부터 몸을 보호해 줍니다. 발의 근력 만들기와 함께 하면 더욱 효과가 높아집니다.

수면 부족은 파탄을 부른다

"난 아무데서나 잘자", "머리만 대면 잠이 들어" 하며 언제 어디서든 바로 잠들 수 있다고 자랑하는 사람은 사실 수면 부족인 경우가 많습니다. 수면 조절을 자유자재로 할 수 있는 사람은 없습니다. 만성적인 수면 상태에 있다고 해도 좋을 만큼 불면증 예비군인 사람입니다. 수면 시간을 줄이고 일을 하거나 밤새 돌아다니며 놀거나 무리한 사람은 낮과 밤의 교감신경이 제대로 바통 터치를 하지 못합니다. 그렇게 되면 교감신경이 위에 있는 상태가 심하게 오래 계속되고 뇌세포는 쉴 수가 없습니다.

잠이 부족하면 몸이 망가진다

잠을 자지 않는다는 행동 자체가 중력을 거스른 채 오랜 시간을 보내는 매우 무리한 행동입니다. 수면이 부족한 날 왠지 휘청거리는 경험을 하게 되는데, 바로 현기증이나 기립성 단백뇨(누워 있거나 잠잘 때는 오줌에 단백질이 나오지 않으나, 갑자기 일어서든가 하면 단백질이 나오는 증상)입니다. 혈압이 정상적으로 오르내리는 교체 작업이 제대로 안 된 상태입니다.

수면이 부족하면 뇌가 제대로 쉴 수 없으니 교감신경은 긴장하고 몸은 오랜 시간 중력을 거슬러 있으니 근육도 긴장합니다. 교감신경이 필요 이상으로 긴장하기 때문에 스트레스가 최고 수준에 이르러 평소에는 나타나지도 않던 증세가 나타납니다. 주의가 산만해지고 집중력과 학습 능력이 떨어지고, 감정 조절마저 할 수 없게 됩니다.

교감신경의 긴장에 따라 과립구가 늘어나 화농성 염증도 일어납니다. 잠을 제대로 못자거나 밤샘을 했을 때 뾰루지나 여드름이 나오는 것이죠. 급성 폐렴이나 충수염도 발생하기 쉬워집니다. 과립구가 늘어나고 활성산소를 뿌리면서 암이나 당뇨병 등 온갖 질병을 일으킵니다. 혈관이 수축되니 혈액의 흐름도 원활하지 않아 통증과 결림이 생깁니다. 부교감신경의 작용이 약해지면서 내장과 기관의 분비 능력이 떨어집니다. 한마디로 온몸 구석구석에서 이상 증상이 생기는 것입니다.

면역의 주인공은 백혈구, 그 중에서도 대식세포입니다. 생명의 근원이라고도 할 수 있습니다. 림프구를 가지지 않은 동물은 있어도 대식세포를 가지지 않은 동물은 없죠. 그만큼 생명의 근원이라고 할 수 있습니다. 대식세포는 백혈구 중에서도 가장 오래된 것으로, 적혈구나 혈소판 등은 대식세포로부터 진화한 것입니다. 혈관 내피세포도 대식세포가 혈구(혈액 속의 세포 성분)를 흘리기 위해 관이 된 것입니다.

대식세포는 생명의 시작과 끝에 자리하고 있습니다. 생명을 성장시키고 지켜내기 위해 뼈를 먹고 뼈의 신진대사를 활발하게 합니다. 쓸모없게 된 세포를 먹어 버리거나 그렇게 쓰러진 자기 세포를 스스로 파멸시켜(아포토시스) 세포의 일생을 끝내 버리기도 합니다. 우리 몸은 무슨 일인가 일어나면 그것을 정상 상태로 되돌리려고 합니다.

하지만 어떻게도 할 수 없는 비상사태가 되면 모두 맨 처음의 기본 상태로 돌아가는 성질이 있습니다. 컴퓨터에 손을 쓸 수 없을 정도로 바이러스가 생겨서 복구할 가능성이 없으면 아예 포맷을 하여 처음의 상태로 되돌리는 것과 같습니다. 대식세포도 마찬가지입니다.

혈관 내의 세포도 원래의 대식세포로 돌아가려고 온전한 상태를 거침없이 버리려고 합니다. 그 때문에 혈관이 파괴되기 시작해 동맥류(동맥벽이 손상되거나 이상을 일으켜 동맥 내부 공

간의 일부분이 늘어나 혹처럼 불룩해지는 병)가 생기고 나중에
는 그것마저도 가차 없이 부서 버립니다. 먼 조상의 상태, 생명
이 활동을 시작하려는 태초(太初)로 돌아가는 것입니다.

사람은 슬픔이나 고통이 최고조에 이르면 과거의 기억을 잃
어버리고 그 기억을 다시 만들어내기도 합니다. 혈관 내의 세포
도 스트레스나 수면 부족 등이 최고조에 이르면 원래의 상태로
돌아갈 길이 막막해져 모든 기능을 버리는 상황이 벌어지는 것
입니다. 무리를 거듭하면서 결국 몸은 버텨내지 못하고 스스로
의 몸을 파탄에 이르게 합니다.

동맥류가 파괴되면서 뇌 안에서 혈액이 터지는 뇌 속 출혈이
나 거미막하출혈, 뇌졸중은 과로나 수면 부족, 근심 상태가 계속
되면서 혈관을 태초의 상태로 되돌리는 바람에 혈관이 파열되
는 지경에 이른 것입니다. 이들이 발생하는 과정을 잘 살펴보면
원인을 확실히 알 수 있습니다.

거미막하출혈은 수면 부족 환경에서 과도하게 일하는 40~
50대에게 많습니다. 뇌경색은 노화가 원인으로 은퇴한 뒤인 60
~70대에게 많습니다. 이러한 질병을 예방하려면 대식세포가
태초로 돌아가지 않도록 스트레스를 줄이고 교감신경을 더 이
상 긴장시키지 말아야 합니다.

수면 부족은 단지 몸이 피곤해질 뿐 몸에 그다지 큰 문제를
일으키지는 않는다고 생각합니다. 금세 회복할 수 있을 것 같다

고 여겨 가볍게 보기도 하죠. 하지만 수면 부족이 될 만한 생활 습관이나 몸 상태가 계속되면 부교감신경을 위로 끌어올려 몸을 제대로 회복할 수 없습니다. 우리 몸속에서는 상상을 초월한 상황이 벌어지고 있는 것입니다.

여기서 낮잠의 효과를 다시 생각해 볼 필요가 있습니다. 일본의 경우 도시에서는 낮잠을 잘 수 있는 공간을 제공하는 살롱 같은 곳이 있습니다. 후쿠오카에는 낮잠을 도입하고 있는 고등학교도 있습니다. 낮잠 덕분에 수업에 집중할 수 있고 학습 능률이 높아져 성적이 향상되었다는 결과도 있습니다. 그 결과 지금은 공식적으로 낮잠을 실시하게 되었다고 합니다. 특히 식사를 한 뒤에는 소화 흡수를 하기 위해 부교감신경이 위로 올라가는 상태가 됩니다.

때문에 점심 식사 뒤 15~30분 정도 선잠을 자는 것은 몸의 균형을 조절하고 일의 효율을 높이는 지혜일 수 있습니다. 일본 국립정신신경센터의 연구에서 하루 30분 이내의 낮잠을 습관적으로 자는 사람에게는 알츠하이머병이 발생할 위험이 줄어든다는 결과도 있었습니다. 능률을 높이기 위해 낮잠을 효율적으로 이용해 보는 것도 좋겠습니다.

⋮ 이상적인 하루 일과

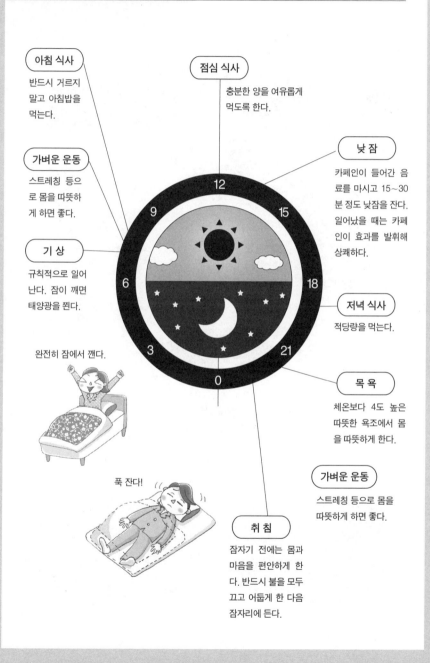

아침 식사

반드시 거르지 말고 아침밥을 먹는다.

가벼운 운동

스트레칭 등으로 몸을 따뜻하게 하면 좋다.

기 상

규칙적으로 일어난다. 잠이 깨면 태양광을 쬔다.

완전히 잠에서 깼다.

푹 잔다!

점심 식사

충분한 양을 여유롭게 먹도록 한다.

낮 잠

카페인이 들어간 음료를 마시고 15~30분 정도 낮잠을 잔다. 일어났을 때는 카페인이 효과를 발휘해 상쾌하다.

저녁 식사

적당량을 먹는다.

목 욕

체온보다 4도 높은 따뜻한 욕조에서 몸을 따뜻하게 한다.

가벼운 운동

스트레칭 등으로 몸을 따뜻하게 하면 좋다.

취 침

잠자기 전에는 몸과 마음을 편안하게 한다. 반드시 불을 모두 끄고 어둡게 한 다음 잠자리에 든다.

대식세포가 최초의 시작점인 태초(太初)로 되돌아간다

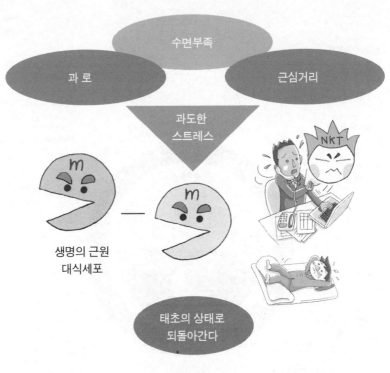

생명의 근원
대식세포

태초의 상태로
되돌아간다

한계 상황

혈구 가운데 가장 오래된 대식세포가 태초로 되돌아가 버린다.

동맥류

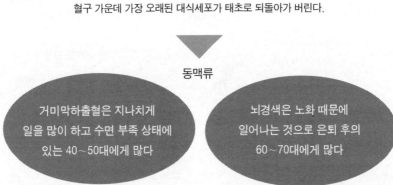

거미막하출혈은 지나치게
일을 많이 하고 수면 부족 상태에
있는 40~50대에게 많다

뇌경색은 노화 때문에
일어나는 것으로 은퇴 후의
60~70대에게 많다

수면의 질은 스스로 만든다

수면의 양이나 질은 나이가 들면서 변합니다. 갓난아이는 하루의 절반에서 3분의 2이상을 잡니다. 아기는 뇌가 덜 발달한 상태로 세상에 나오는데, 뇌의 발달에는 수면이 최고의 영양분이기 때문입니다. 아기는 잠에서 깨면 우유를 마시고, 기저귀를 갈아주면 또 잡니다. 주기적으로 깼다 자고 또 깼다가 자는데, 50%가 얕은 수면인 렘수면 상태입니다. 쌔근쌔근 잘도 자는 아기의 몸속에는 성장호르몬이 계속 분비되고 있습니다. 렘수면, 논렘수면이라는 두 종류의 수면이 만들어지는 것은 2살 이후고, 수면 주기인 90분이 정해지는 것은 5~10살이 될 무렵입니다. 이 무렵에는 렘수면의 비율이 줄어듭니다.

성장호르몬을 부르는 수면

일생 동안 숙면의 양이 가장 많은 것은 유아기에서 초등기에 걸친 시기입니다. 유아기에는 낮잠을 자는 시간이 있지만 낮에 잠을 잤다고 밤에 잠을 못 자거나 하지 않습니다. 아이가 불면증이 있는 경우는 거의 없습니다. 깊은 논렘수면을 취하려는 수면의 힘이 충분하기 때문에 간단하게 숙면을 취할 수 있습니다.

이 시기의 어린이는 무조건 잘 자야 합니다. 바로 성장호르몬 때문입니다. 유아기에 많이 분비되는 성장호르몬은 뼈의 성장을 돕고 등을 펴주는 역할을 합니다. 밤을 새지 않고 아침 일찍 일어나는 습관을 들이면 성장호르몬이 많이 분비되어 몸도 왕성하게 발달하고 키도 부쩍 성장합니다. 성장호르몬은 단순히 키를 크게 하는 것만이 아닙니다.

성장호르몬은 사춘기 이후에는 더 이상 나오지 않는다고 생각하는데 실제로는 그 이후로도 계속 활동합니다. 근육을 만들고 당 대사 작용을 높여주며, 지방 분해를 빠르게 해주고, 미네랄 등의 물질이 몸 안에서 효과적으로 쓰이도록 돕습니다. 그러니까 결국 성장호르몬은 뼈를 만드는 데는 물론 피부 조직을 복구시키거나, 콜레스테롤 대사를 개선하거나, 면역 시스템을 튼튼히 하는 등 생명활동에 중요한 역할을 하는 고마운 존재입니다.

사춘기부터 청년기는 학교나 직장에 다니기 때문에 사회적인 제약을 많이 받아 잠자는 시간이 줄어들게 됩니다. 활동 시간이 길어지기 때문입니다. 그러면 어린 시절에 잠을 많이 잤던 몸의 상태가 어떻게 적응할까요? 똑똑하게도 이 시기의 수면은 양의 부족을 질로 보충하는 힘을 발휘합니다.

하지만 이런 잠도 중년에서 노년이 되어 나이를 먹으면서 그 질이 나빠집니다. 깊이 잠드는 논렘수면이 줄어들고, 자다가 자꾸 중간에 잠을 깨게 됩니다. 수면을 유지하는 기능이 약해지기 때문에 "잘 잤다"고 느끼기는 점점 어려워지고 활동하기 위해 깨어 있어야 하는 낮 동안에는 꾸벅꾸벅 졸게 됩니다. 그렇게 하루 종일 피곤해 하다가 이른 저녁인 8시나 9시쯤부터 잠자리에 들죠.

그리고 새벽 3시, 4시에 다시 잠에서 깹니다. 나이 든 사람 특유의 리듬으로 변하는 것입니다. 이 시기에는 성장호르몬도 거의 나오지 않습니다. 하지만 성장호르몬의 특성을 잘 살리면 내 몸에서 어느 정도로 성장호르몬이 나올 수 있게 만들 수 있습니다.

물론 자신의 의지로는 성장호르몬을 나오게 할 수 없습니다. 성장호르몬은 주로 운동 뒤와 수면 중일 때 나오는데, 이 때 몸은 부교감신경이 위로 올라간 상태가 되어야 합니다. 운동의 경우를 보겠습니다. 운동을 하면 근육통이 생깁니다. 여러 근육 조직이 많은 상처를 입기 때문입니다. 운동한 뒤에 몸을 쉬면 성장호르몬이 손상된 근육 섬유를 회복하도록 돕습니다. 액틴이나 미오신 등과 같은 근육 단백질 합성을 촉진하기 때문에 근육을 복구해 주는 것이죠. 그래서 근육통은 충분히 쉬면 나아집니다.

수면 중에도 성장호르몬은 나옵니다. 그렇다고 자는 내내 성장호르몬이 나오는 것은 아닙니다. 잠들고 나서 첫 번째 논렘수면일 때 가장 많이 나옵니다. 시간대로는 밤 10시부터 12시 사이, 그리고 새벽 2시경까지가 왕성하게 분비되는 황금시간대입니다. 그러니 가능하면 빨리 첫 번째 논렘수면 상태에 들어가야 합니다.

어떻게 하면 이 황금시간대에 맞춰 빨리 깊은 잠에 들 수 있을까요? 웬만해서는 10시에 잠이 오지 않는 사람도 있습니다. 그런 경우에는 잠자기 전에 체온을 높여봅니다. 충분히 잠이 올 수 있는 상태를 만들면 성장호르몬이 나올 수 있습니다. 잠자기 전에 목욕을 하는 것도 좋습니다. 미지근한 물로 부교감신경을 위로 끌어올리거나 체온을 적당히 높여주고, 근육을 단련하는 간단한 스트레칭 등을 하면 효과가 있습니다.

체온을 높이고 내리는 리듬은 잠든 사이에 자연스럽게 맞춰집니다. 우리 몸에는 이미 그런 기능이 있으니까요. 뇌가 쉬고 있는 깊은 수면인 논렘수면일 때 잠을 깨는 것보다 얕은 수면인 렘수면일 때 깨면 훨씬 상쾌한 기분을 느낄 수 있습니다. 체온이 상승해 활동 준비를 하기 때문에 그 시간에 맞춰 기상 시간을 조정할 수도 있습니다.

아침에 일어나면 일단 태양광을 쬐어 몸 속 시계를 다시 설정합니다. 그리고 아침은 꼭 먹습니다. 몸은 잠자는 동안에는 먹거나 마시지 않기 때문에 뇌와 근육은 모두 에너지와 수분이 필요한 상태입니다. 아침을 먹으면 몸속의 체온을 높여주고 활동할 만반의 준비를 갖추도록 몸과 머리를 완전히 깨워 줍니다.

앞에서 나이를 먹으면 수면 시간이 줄어든다는 것은 잘못된 생각이라고 했습니다. 몸에 있는 수면의 리듬에는 우리딘(uridine)이나 산화형 글루타티온 등의 수면 물질이 모여 있습니다. 이들은 신경세포와 복잡하게 작용하면서 잠을 만드는데, 이

낮잠을 올바르게 자는 방법

● 시간은 15~30분

일본 문부과학성의 '쾌적한 수면 확보에 관한 종합 연구반'이 정리한 '오후에 작업 능률이 향상되는 올바른 낮잠 방법'에 의하면, 낮잠을 자기 시작해 깊은 잠으로 들어가기 직전인 15~20분 만에 잠을 깨면 긴장 완화 효과가 가장 높다고 한다.

오랜 시간의 잠을 자면 깊은 수면 상태로 들어가게 되어 몸이 다시 깨기가 어려워지고 낮잠을 잔 다음의 활동도 둔해진다. 거기다 밤에는 아예 잠을 자지 못하게 되기 때문에 주의해야 한다. 낮잠은 오후 이른 시간에 15~30분을 기준으로 자는 것이 좋다.

● 잠을 잘 깨려면 커피와 강한 빛

연구반(호리 다다오=히로시마 대학교수)의 대학생 10명을 대상으로 15분 동안 선잠을 잔 뒤 잘 일어날 수 있는 방법이 무엇인지 알아보았다. 5가지 조건을 비교하고 뇌파를 측정하면서 졸음기가 어느 정도 남는지 실험했다.

5가지 조건은 다음과 같다. 1. 15분간 선잠을 잔다. 2. 선잠을 자기 전에 카페인 200밀리그램이 든 커피를 마신다. 3. 선잠을 잔 직후에 세수를 한다. 4. 선잠을 잔 직후에 1분간 2000럭스(양초 2000개의 밝기로 직사광선이 아닌 밝게 느끼는 정도. 보통 백화점 통로의 일반 조명)로 조도가 높은 빛을 쬔다. 5. 선잠을 자지 않는다. 이 5가지 조건 가운데 가장 잠이 잘 깬(뇌파에 졸음이 남지 않은) 것은 '2. 커피를 마시고 나서 낮잠을 자고, 4. 잠이 깬 뒤 태양광 등 통상보다 밝은 조명을 쬐었다'는 경우였다.

커피에 들어 있는 카페인은 각성 작용이 있지만 뇌에 닿기까지는 30분 정도가 걸린다. 그러니까 짧은 낮잠을 잔 뒤에 카페인이 효과를 발휘해 정신이 맑아지는 것이다.

뜻밖에도 일어나서 찬물로 세수를 한 경우에는 40분 정도가 지나면 다시 잠이 오는 현상을 보였다. 세수로 잠을 깬다는 통설은 반드시 옳은 것은 아니었다.

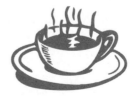

가벼운 운동
가벼운 스트레칭을 해 체온을 높이면
성장 호르몬이 나오기 쉬워진다.

목욕
잠자기 전에 미지근
한 물에서 몸을 따뜻
하게 해 교감신경을
위로 끌어올린다.
몸을 따뜻하게 하는
음료를 마신다.

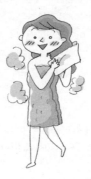

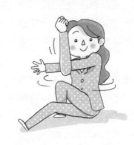

일어날 때는 태양광으로 잠을 깰
수 있도록 한다. 아침이 왔는지
도 모를 정도의 블라인드나 두텁
고 어두운 커튼은 치지 않는다.

간접 조명
밝은 조명은 숙면을
방해한다.

방음
확실하게 편히 잘 수
있도록 차단한다.

머리는 차게, 발은 따
뜻하게 탕파나 카이
로, 건강 침구로 따뜻
하게 한다.

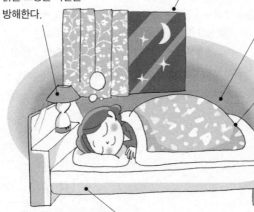

침구
자신에게 맞는 침구를 선택한다.
누구나 베개를 꼭 사용해야 하는 것은 아니다.

: 아로마로 긴장을 해소한다

● 쉽게 잠이 들지 못하는 사람을 위해 아로마로 긴장을 해소할 수 있습니다. 나이가 들면 몸속에 산화 물질이 많이 쌓이고 여러 종류의 약을 먹기 때문에 교감신경은 항상 긴장 상태에 있습니다. 이런 사람들은 대부분 수면제도 함께 먹습니다. 그런데 라벤더 오일이 수면제보다 나은 효과를 발휘하고 있습니다. 화장용 휴지를 4번 접고 라벤더 오일을 4~5방울 떨어뜨려 베개 밑에 넣어 보세요. 방 안에 아로마 주전자를 두는 것도 좋고, 2~3% 농도로 오일 마사지를 하거나 명치에 바르는 것도 효과가 있습니다. 이 외에 일랑일랑(학명: Cananga odorata), 버거못(학명: Citrus aurantium), 캐모마일로만(Chamomile roman), 레몬 버베나(Lemon Verbena) 등 불면에 효과가 있는 허브를 사용해 목욕을 하는 것도 긴장 해소에 좋습니다. 일본에는 향기 요법이 아직 널리 알려지지는 않았지만 유럽에서는 이미 치료에도 쓰일 만큼 그 효능을 인정받고 있습니다. 자연의 것을 이용하는 요법이니만큼 자연 치유력을 높이고 마음도 한결 편안하겠죠?

수면 물질이 완전히 없어져 버리면 잠을 잘 수가 없게 됩니다.

그런데 저녁 무렵 2~3시간 잠을 자면 수면 물질이 아예 없어져 버립니다. 수면 시간은 나이를 먹으면서 줄어드는 것은 아닙니다. 자신의 수면 리듬을 잘 조절해 보십시오. 낮잠은 정오부터 2시까지 15~30분 정도로 자는 것이 좋습니다. 수면의 양과 질은 스스로의 노력으로 달라질 수 있습니다.

Part.5
질병과 면역력

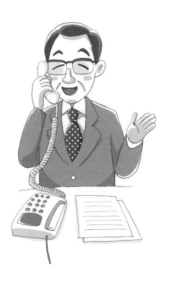

이 장에서는 질병의 근본적인 원인과 치료법을 정리했습니다. 자신의
면역력을 높여 증상을 고치고 질병을 치료하는 데 참고하기 바랍니다.

• • •

어떤 병에 걸렸는지 보지 말고 누가 걸렸는가를 보라.

ㅡ 히포크라테스(그리스의 의학자. '의사의 아버지')

울화병

● **증상** | 정신적으로 우울한 느낌이나 무기력한 상태가 계속된다. 무엇을 해도 귀찮고 모든 일에 흥미가 떨어진다. 긍정적이던 사람도 갑자기 비관적으로 생각하고 판단력이 떨어져 괜한 고집을 부릴 때가 많다. 즐겁고 기분 좋은 일이 없다. 불면, 식욕 부진, 권태감, 두통, 현기증, 동계가(심장이 갑자기 울렁거리는 증상) 있고 회전 감각이 떨어져 일상생활에 까지 지장이 생긴다. 이런 상태가 2주일 이상 계속된다.

● **원인** | 과로, 수면 부족, 환경과 상황의 변화, 일이나 친구와의 인간관계, 부부나 자식 관계의 트러블, 심적인 고민 등이 스트레스가 되어 자신이 대처할 수 있는 범위를 뛰어넘은 무리한 생활을 하면 발생한다. 큰 재해나 사건에 휘말려드는 것도 강한 스트레스가 되는데, 이런 상태가 1개월 이상 이어지면 PTSD(심적 외상 후 스트레스 장애)가 된다. 울화병에 걸리는 사람은 예민한 감성을 가지고 있으며 진지하고 책임감이 강하다. 매사 철저하고 타인과의 관계에 무척 신경을 쓰는 한편, 상황이나 역할 변화에 대해 융통성이 부족하다. 부교감신경이 항상 위로 올라가 있다. 편안하고 쾌적한 주거 환경, 마음대로 텔레비전을 보거나 컴퓨터 게임에 열중할 수 있는 자유, 스트레스가 적은 환경에 있는 젊은이는 학교나 모임에 나가 일이나 인간관계에서 벽에 부딪치면 금세 우울해진다. 반면 연금을 받아 생활하고 여유롭게 지내면서 아무것도 하지 않는 노인은 부교감신경이 위로 지나치게 올라가 스트레스가 쌓이고 친한 사람들이 하나 둘씩 세상을 떠나 공허해지면서 울화병이 되는 경우도 있다.

● **대책** | 스트레스를 효과적으로 해소할 만한 취미나 봉사 등을 찾아본다. 보람 있는 일에 정열을 가지고 웃음을 잃지 않는 생활을 하도록 노력할것. 스트레스가 아주 없어도 의욕이 사라진다. 적당한 스트레스가 있는 편이 좋다는 것을 기억하자. 약에 너무 의존하지 않는다.

알츠하이머병

- **증상** | 기억 · 판단 · 언어 능력 등 지적인 기능이 점점 떨어진다. 처음에는 이름이나 날짜, 장소 같은 것들을 기억하지 못하고 심해지면 화장실을 가거나 요리를 하거나 신발을 신는 일 등의 일상생활조차도 잊게 된다. 이와 함께 우울증 세가 반복되고, 성격이 난폭해지기도 하며 안 하던 행동을 하는 등 행동 장애가 생긴다. 이런 증세가 계속되다가 결국은 죽음에 이른다. 발병 후 서서히 죽음에 이르는 기간은 6~8년 정도이지만 사람에 따라 20년이 넘는 경우도 있다.

- **원인** | 직접적인 원인은 뇌 속의 혈류 부족. 뇌 속의 노폐물을 모아 소화시키고, 되돌리는 작용을 하는 대식세포 기능이 떨어져서 발생한다.

- **대책** | 뇌 속의 혈액의 흐름을 좋아지게 하는 방법을 시도해 본다. 심리적으로 호기심을 느끼거나 감동을 자주 느끼면 혈액의 흐름이 좋아진다. 걸으면 발 뒤쪽이 펌프가 되고 발바닥을 자극해 혈액순환을 좋게 하니 자주 걷거나 산책을 습관화한다. 저체온이나 혈액순환을 막는 소염 진통제나 혈압 강하제를 오랫동안 먹지 않는다. 철 · 구리 · 알루미늄 등의 금속 물질이 들어 있거나 위산 분비를 억제하는 위장약, 산화알루미늄이나 산화마그네슘이 들어 있는 제산제도 오래 먹지 않도록 한다.

파킨슨병

- **증상** | 가장 눈에 띄는 증상은 운동장애. 운동량이 줄어들면서 근육이 긴장 상태에 놓여, 손가락이나 · 목 · 입술 등이 마비된다. 음식을 먹거나 말하는 등의 동작도 원활하게 되지 않고, 심할 경우에는 일상의 동작이 전혀 불가능해질 때도 있다. 눈을 깜박거리지 않고 얼굴에는 표정이 거의 없다. 머리를 앞으로 내밀고 몸통과 무릎이 굽은 특이한 굴곡자세를 취한다. 자율신경이상이 오면 침을

질질 흘리며 땀이 흐른다. 동시에 얼굴에 지방분비가 많아져 늘 기름져 있다.

- **원인** | 한 마디로 성실한 사람이 걸리는 성실병. 무엇이든 성실하게 생각하고 적극적으로 행동하는 생활 방식이 교감신경을 항상 긴장하게 만든다. 야채나 물을 싫어하는 사람이 많아 변비가 되기 쉽기 때문에 교감신경이 더욱 긴장한다. 뇌에 혈액의 흐름이 원활하지 않기 때문에 신경전달 물질인 도파민이 줄어든다.

- **대책** | 레보도파(L-DOPA, 파킨슨병 치료약)를 몇 개월간 사용하면 오히려효과는 없어지고 결국 근육이 경직되어 움직일 수 없게 된다. 약은 서서히 줄이도록 한다. 몸을 따뜻하게 하고 변비가 되지 않도록 물을 충분히 마시고 섬유질이 많이 들어간 식사를 한다.

부정맥

- **증상** | 맥박이 많아지거나 적어지거나 흐트러지는 증상. 빈맥(1분간 맥박수 100회 이상), 서맥(1분간 맥박수 50회 미만), 기외수축(맥박 리듬이 불규칙)의 3가지로 나누어진다. 자각 증상은 특별히 없지만 자주 어지러움을 호소하고 실제로 쓰러지기도 한다. 가슴이 이유 없이 갑자기 두근거리고 그 증세가 하루 이상 계속되는 경우, 특히 피곤하거나 술을 많이 마신 다음날 심장 박동이 빨라지면 부정맥을 의심해 볼 필요가 있다.

- **원인** | 현대 의학에서 부정맥은 심장의 동방결절이라는 곳에서 나온 전기 신호가 심근에 제대로 전달되지 않는 상태. 즉, 심장 자체의 고장이라고도 한다. 그러나 근본 원인은 혈액순환 장애이다. 전기 신호를 일으키는 동방결절 부분에서 혈액의 흐름이 나빠졌기 때문에 일어난다. 부정맥은 심장질환, 심근경색, 고

혈압 등이 있을 경우 생기기도 하는데 오른쪽 어깨가 앞으로 처지면서 쇄골과 갈비뼈가 무너진다. 그러면 심장의 우심방이 눌리게 된다. 우심방이 제대로 팽창을 하지 못하기 때문에 심장 박동이 비정상적으로 되고, 부정맥이 나타나기도 한다.

- **대책** | 무엇보다 혈액의 흐름이 원활해지도록 한다. 우선 심장에서 전기 신호가 올바르게 발생하도록 해주는 것이 중요하다. 가슴 부분에 탕파(湯婆, 탕의 열을 이용한 보온기구) 등을 대고, 샤워보다는 입욕을 한다. 가슴 부위를 마사지하고 운동을 하는데, 운동도 무리하면 심장에 무리가 가기 때문에 걷거나 스트레칭 등의 가벼운 것이 좋다. 몸은 항상 따뜻하게 한다. 온천 요법도 효과적.

충치 · 치조농루

- **증상** | 치아를 둘러싼 사기질 부분(에나멜 enamel)이 썩어가는 것으로, 처음에는 증상이 없지만 점차 신경을 건드리면서 이가 시리고 욱신거린다. 이빨에 검은 부분이 생겼다면 충치가 진행되고 있는 것. 치주염이라고도 하는 치조농루는 잇몸이 빨갛게 부어오르면서 건드리면 피가 나기 시작한다. 치아 사이를 채우고 있던 잇몸들이 조금씩 내려가기 시작하면서 이가 흔들리고 이와 잇몸에 힘이 없어진다.

- **원인** | 면역학에서는 이런 증상도 교감신경이 긴장해서 몸 전체에 미치는 병으로 본다. 밤늦도록 자지 않는 것도 원인의 하나가 된다.

- **대책** | 이를 제대로, 규칙적으로 닦아야 한다. 무엇보다 이 닦는 것을 스트레스로 생각하지 않도록 한다. 음식을 잘 씹는 것은 뇌로 가는 혈액의 흐름을 돕고 이를 튼튼하게 하니 잘 먹을 것.

백내장

- **증상** | 자각증상은 시력이 떨어지고 밝은 곳에서 눈이 부시는 정도에서 시작한다. 안개가 낀 것 같이 뿌옇게 보이기 시작하다가 그 정도가 점점 심해진다. 눈자위에 탁한 상태가 번지게 되면 시력을 잃고 밝기밖에 느끼지 못한다.

- **원인** | 주된 원인은 활성산소 때문에 단백질이 변해서 발생한다. 스트레스가 많은 환경에서 오래 생활하는 사람, 장기간 혈압 강하제나 소염진통제, 항불안제 등을 먹는 사람은 교감신경이 긴장 상태에 있기 때문에 활성산소가 많아질 수밖에 없다.

- **대책** | 활성산소가 많이 생기지 않도록 생활습관을 들인다. 무엇보다 스트레스를 없애야 한다. 약은 되도록 먹지 않거나 줄이도록 한다. 세포의 수정체 성분에 들어있는 글루타티온이라는 물질이 활성산소를 방어하는데, 이를 약 등으로 얻으려고 하면 안 된다. 하지만 산화 방지를 위해 비타민E를 먹는 것은 좋다.

녹내장

- **증상** | 불빛을 보면 그 주위에 무지개 비슷한 것이 보이고 시력이 떨어진 것 같다. 눈에 이물질이 들어간 것 같은 느낌이 있으며 눈에 뭔가 들어간 것 같은 느낌이 있다. 두통이 있고 어깨가 결리기도 하며 메슥거리거나 토악질을 하기도 한다.

- **원인** | 안압(안구의 압력)이 올라가 시신경을 압박하는 질병. 안압은 눈 안을 순환하고 있는 방수(房水)라는 액체가 조절해 준다. 방수가 일정 수준 이상이 되면 수정체의 막 끝에 있는 우각(隅角)이라는 구멍으로 혈액에 흘러나오는 구조이다. 녹내장은 이 우각이 부어올라 생긴다. 우각이 막히면 방수가 흘러나오지 못하기 때문에 안구의 압력이 높아져 녹내장이 되는 것이다.

● **대책** | 림프액의 흐름을 활발하게 한다. 특히 눈 주위나 목, 턱의 림프샘을 따라 부드럽게 마사지를 해준다. 혈액순환을 좋게 한다는 약, 특히 혈압 강하제는 먹지 않는다.

갱년기장애

● **증상** | 다리와 허리의 냉증, 어깨 결림, 두통 등의 증상이 있다. 땀이 흐르고 얼굴이 달아오르며 손발이 갑자기 마비되기도 한다. 피로감, 불면, 불안감, 초조함을 느끼며 갑자기 화를 내거나 기분이 저조해지기도 한다. 가정과 일에서의 불안이나 불만을 느끼고 우울 상태가 되거나 흥분 상태가 되는 등 감정 변화가 심한데, 마치 온 몸이 질병 백화점 같다. 사람에 따라서는 50세보다 빨리, 또는 훨씬 늦게 나타나는 경우도 있다. 최근에는 20대 후반 경부터 갱년기 증상을 호소하는 여성도 늘어나고 있다. 이는 여성으로서의 기능을 유지해 주는 에스트로겐이라는 호르몬과 관계가 있다. 과격한 다이어트에 의한 영양 부족이나 스트레스 등으로 에스트로겐 분비가 줄어들기 때문이다. 스트레스를 계속 받거나 우울한 기분이 계속 이어지면 시상하부에 손상이 생겨 에스트로겐 분비가 줄어든다.

● **원인** | 여성은 스트레스나 차가운 자극에 민감한 경우가 많고 출산이나 생리를 되풀이하기 때문에 혈관이 쉽게 수축해 혈액순한 장애가 일어나기 쉽다. 스트레스나 냉증에서 벗어나면 혈액의 흐름이 순식간에 좋아지는데, 이때 분비되는 프로스타글란딘(prostaglandin, 전립선 등에서 분비되는 호르몬과 같은 불포화 지방산. 사후 피임약으로 쓰기도 한다)에 의해 두통과 복통이 나타나기도 한다. 혈액순환이 좋아지면 충혈 등의 증상

도 나타날 수 있다. 일종의 자율신경이 균형을 잃은 상태가 되는 것이다. 폐경기인 50세 전후의 여성이 이런 증상을 가지고 있는 것을 갱년기 장애라고 한다.

● **대책** | 혈액의 흐름을 원활히 해야 한다. 젊을 때부터 스트레스를 받지않도록 하고 냉증과 혈액순환 장애를 잘 다스리면 갱년기 장애를 비교적쉽게 극복할 수 있다. 반신욕을 꾸준히 해주면 좋다.

당뇨병

● **증상** | 대표적인 증상은 다뇨, 다음, 다식이다. 즉, 소변을 자주 보고 물을 많이 마시며 많이 먹는 것. 일반적인 1일 소변량은 1.5 *l* 이내인데, 당뇨병에 걸리면 3 *l* 를 넘는다. 많이 먹게 되지만 에너지원으로 쓰여야 하는 당이 세포 속으로 들어가지 못해 체중은 오히려 줄어든다. 당 대신 체내의 단백질을 에너지원으로 쓰기 때문에 쉽게 피로해진다. 또한 신장기능이 떨어지고 혈관 내에 당이 축적되어 동맥경화가 생기거나 망막에 출혈이 생겨 시력이 떨어지는 등 여러 합병증이 나타난다.

● **원인** | 자존심 강한 사람이나 끈기 있는 사람이 걸리기 쉬운 질병. 교감신경이 긴장 상태인 생활을 계속하기 때문에 발생한다. 혈당치를 상승시키는 글루카곤 이라는 호르몬은 아드레날린이라는 신경 전달 물질을 만나면 더욱 활발해지는데, 이 아드레날린은 교감 신경이 긴장하면 더욱 많이 나온다. 교감신경의 긴장은 췌장의 당 대사를 돕는 인슐린 분비도 막기 때문에 당 대사가 이뤄지지 않게 된다.

● **대책** | 당뇨병에 걸렸다면 교감신경을 긴장시키는 스트레스를 먼저 찾아내야

한다. 그 스트레스를 줄여 교감신경을 쉬게 하고 부교감신경을 위로 올려주면 자율신경이 균형을 잘 잡아 호르몬도 정상적으로 분비되기 때문에 자연히 혈당치도 내려간다. 당뇨병이 되면 식사를 제한하거나 운동을 해야 하지만 이 또한 지나치게하면 교감신경의 긴장이 여전히 풀리지 않는다. 스트레스가 되지 않을 정도로 적당히 하는 것이 중요하다.

골다공증

- **증상** | 뼈에 스펀지처럼 작은 구멍이 많이 나서 무르고 쉽게 부러지는 상태. 전체적으로 뼈가 물러지지만 특히 등에 많이 나타난다. 이 경우 등에 노곤한 느낌과 피로감을 느끼다가 허리와 등에 통증이 온다. 등뼈의 골절이 계속되면 키가 작아지거나 심한 새우등이 되기도 한다. 처음에는 일어섰을 때와 걷기 시작했을 때 등 쉬운 동작에서 나타나다가 점점 지속적으로 아프다. 신경이 있는 부위를 따라 아픈 경우도 있다. 골다공증이 팔과 다리에 생긴 경우에는 잘못해서 넘어지기라도 하면 걷지 못하기도 한다.

- **원인** | 뼈는 근육과 관계가 깊다. 지나치게 여위었거나 운동이 부족한 사람은 뼈의 질량이 줄어든다. 뼈와 이빨의 주성분은 칼슘이 인산과 결합한 인산칼슘으로, 뼈의 질량은 뼈 전체가 가지고 있는 미네랄의 양, 인산칼슘 등의 양을 말한다. 뼈는 신진대사를 활발하게 반복하면서 몸이 필요한 칼슘을 공급하고 항상 새로운 뼈를 만들어 내고 있다. 뼈의 질량은 20대 전후에 최대가 되고 40대까지는 그다지 변화가 없다가 그 후에 줄어들기 시작한다. 특히 40대 이후에는 뼈에 틈이 많아져 골절되기가 쉽다. 또한 몸속에 들어오는 칼슘보다 나가는 칼슘이 많아지면 뼈의 칼슘 양은 줄어든다.

- **대책** | 칼슘을 많이 함유한 식품을 많이 섭취하는 것도 중요하지만 적절한 운동도 중요하다. 운동을 하면 온몸의 혈액순환이 좋아져 신진대사가 활발해지며 칼슘 흡수도 좋아진다. 아침저녁으로 가벼운 스트레칭 운동만 해도 효과가 있다. 골다공증이 되면 병원에서 칼슘제와 칼슘 흡수를 좋게 하는 비타민D 약제를 처방해 준다. 하지만 이런 약들은 교감신경을 자극해 과립구를 늘리기 때문에 조직 장애가 일어나고 결국 혈액의 흐름을 나쁘게 만든다. 약으로 골다공증이 완치되는 경우는 거의 없다. 오히려 부작용에 의한 해가 더 많다.

알레르기

- **증상** | 아토피성 피부염, 기관지천식, 화분증, 알레르기성 기도염증 등 발생한 부위 등에 따라 증상이 다양하다. 과민증, 재채기, 두드러기 등이 나타난다. '거부 반응', '과민 반응' 이라고도 한다.
- **원인** | 부교감신경이 위에 놓여 림프구가 많아진다. 꽃가루나 집 먼지등에 대해 림프구가 반응하는 IgE 항체가 과립구를 자극해 일어난다. 자극을 받으면 이러한 세포가 히스타민, 세로토닌, 아세틸콜린, 프로스타글란딘 등의 화학전달물질을 내뿜어 몸속으로부터 이 불청객들을 배출하려고 한다. 불쾌하지만 생체반응이므로 치료 대상은 아니다. 치료에는 항히스타민제나 스테로이드 호르몬을 사용하는데, 아토피성 피부염에서 기관지천식, 알레르기성 기도염과 알레르기가 서로 맞물려 근본적으로 치료하지는 못한다. 증상이 심할 때는 과립구가 증가하고 있는 것이다. 증상이 나으면 림프구가 위로 올라간 상태가 된다.
- **대책** | 알레르기 증상은 부교감신경이 스트레스에서 벗어나려고 하는 강력한 반사작용이다. 알레르기 치료는 우선 스트레스의 원인을 찾아 없애는 것이 가

장 중요하다. 특히 단 것을 먹지 않도록 하고 천식의 경우는 건포마찰(마른 수건으로 피부를 빠르고 세게 문지르는 방법)로 림프구 흐름을 바꿔주면 좋다.

두통

- **증상** | 하나의 병이 아니라 몸의 어떤 이상으로 인한 반응으로 본다. 머리가 무겁고 깨질 듯하며 지끈지끈하고 어지러운 증상이 계속된다. 두통과 함께 구토를 하기도 한다.
- **원인** | 긴장성 두통이나 편두통은 근육이나 정신의 스트레스 때문에 근육이 긴장하고 혈액의 흐름이 나빠지면서 생긴다. 직접적인 근육 피로나 눈의 피로 등은 근육에 무리가 생기면서 이때 혈액의 흐름이 나빠지면서 극심한 혈관성 두통이 일어난다.
- **대책** | 통증을 억제하는 약을 먹지 않는다.
  약으로 인해 오히려 근육에 피로가 더 쌓일 수 있다. 무엇보다 몸 전체의 혈액순환을 좋게 할 것.

: 치질

- **증상** | 처음에는 변을 볼 때 화장지에 묻거나 한두 방울이 떨어지는데주사기로 쏘는 것처럼 나오거나 피가 섞여 나온다. 배변을 하면서 힘을 줄 때 항문 밖으로 덩어리가 튀어나오기도 한다. 이것이 저절로 들어가기도 하지만 안 들어가 불거져 나오는 경우도 있다. 항문 겉이 부어서 탱탱해지면서 걷거나 앉을 때 매우 아프다.

- **원인** | 교감신경 긴장 상태가 계속되고 혈액순환에 이상이 생기면서 과립구가 늘어난다. 남성은 일을 지나치게 해서, 여성은 걱정이 많거나 변비로 인해서 시작되는 경우가 많다. 과립구가 늘어나 원래 가지고 있던 균과 반응하여 화농성 염증을 만드는 것이다.

: 사마귀 · 티눈 외

- **대책** | 과로나 근심, 식생활에 주의를 기울여 개선하면 단기간에 낫는다.
- **증상** | 사마귀는 쌀알에서 콩알만한 크기로, 주로 손과 발에 난다. 피부표면에 툭 튀어나와 있다. 생기는 곳에 따라 형태가 조금씩 다르고 바이러스 종류에 따라 손등, 발등, 손톱, 발톱, 음부 등에 생긴다. 사마귀는 자꾸 만지거나 건드리면 커질 수 있다. 종양성 사마귀는 갈색의 편평한 모양으로 얼굴 · 목 · 손 · 가슴 등에 많이 생기며 딱딱하지 않다.
  티눈은 압박을 가할 때 칼로 찌르는 듯한 심한 통증이 특징이다. 경계가 뚜렷하고 딱딱하게 굳어 있으며, 가운데는 투명한 색을 띤다.
- **원인** | 사마귀, 티눈, 갱글리언(ganglion, 결절종. 손의 관절 부분에 많이 생긴다), 지방종 등의 양성 종양이 생기는 원인은 몸 전체에 혈액의 흐름이 원활하지 않기 때문이다. 몸속에는 활성화되지 못한 바이러스가 많아 노폐물을 만들어 내는데,

말초에서 혈액순환 장애가 일어나면 바이러스가 힘을 얻어 그 수를 늘리기 때문에 사마귀나 티눈을 만들고, 노폐물이 조직에 남기 때문에 양성 종양이 생긴다.

● **대책** | 굳이 제거하거나 불릴 필요는 없다. 혈액순환을 좋게 하면 자연히 없어진다. 스트레스가 있는 생활을 하지 않는지를 먼저 생각해 본다. 긴장을 줄이는 것이 중요하다.

: 지방간

● **증상** | 지방간은 간장이 붓는 것으로 거의 아프지 않다. 식욕이 떨어지고 쉽게 피곤해지기도 하지만 대부분 이런 증상은 그냥 넘기는 경우가 많다. 가끔씩 배가 팽팽한 느낌이 있고 소변이 적황색으로 나오거나 변비 증상이 있다. 황달이 생기기도 하지만 흔하지 않고 심하면 배에 물이 차기도 한다.

● **원인** | 맛있는 음식을 먹었다고 해서 지방간이 되지는 않는다. 과로하거나 근심 등으로 스트레스를 받거나, 교감신경이 긴장 상태에 있을 때 발생한다. 지방간은 스트레스 때문에 과립구가 많아지면서 활성산소가 간으로 몰려 생기는 것이다.

● **대책** | 스트레스를 없애고 교감신경 긴장 상태로부터 벗어나도록 할것. 과로하여 지방간이 된 사람에게 굳이 식이요법을 할 필요는 없다.

ː 높은 콜레스테롤

콜레스테롤은 몸속에서 세포막을 만들거나 신경조직의 정보 전달에 없어서는 안 되는 중요한 지방산. 담즙산이나 각종 부신피질 호르몬과 비타민D 등의 합성 재료가 된다. 콜레스테롤이 적어지면 빈혈이 생기고 세포막이나 혈관이 물러져 뇌출혈 위험이 높아진다. 호르몬 합성이 되지 않기 때문에 생명을 유지하는데도 문제가 생긴다. 콜레스테롤을 조절하는 기능이 떨어지면 필요 이상으로 혈관에 달라붙거나 산화된다. 때문에 콜레스테롤을 먹은 백혈구가 죽은 찌꺼기가 혈관 안에 쌓여서 동맥경화가 되기도 한다. 몸은 음식으로 섭취하는 콜레스테롤의 양이 많으면 몸속에서 합성되는 콜레스테롤 양을 조절해 억제한다. 장에서는 음식에서 얻은 콜레스테롤을 장내 세균과 섞어 불포화지방산을 만드는데, 이것이 몸속에 흡수되면서 산화를 막아준다.

- **원인** | 스트레스가 많은 사람은 과립구가 증가하여 활성산소가 늘어나콜레스테롤이 많이 필요하게 된다. 특히 일본인은 교감신경이 위에 올라가 있는 사람이 많아 스트레스를 받기 쉽기 때문에 콜레스테롤을 쌓아놓을 필요가 있다. 일본인간도크학회에서는 총 콜레스테롤치를 남성은 240밀리그램(데시리터당), 폐경기의 여성은 260밀리그램 이상이 정밀검사를 요하는 대상이다. 또한 폐경 후의 여성에게 위험 인자가 없는 경우에는 280밀리그램 이상이 치료를 요하는 기준이다.

- **대책** | 콜레스테롤 수치가 낮은 사람보다 높은 사람이 사망률이 낮고 장수한다고 알려져 있다. 콜레스테롤 수치는 바쁘고 스트레스가 많은 사람일수록 높아지고, 기준치를 넘지 않으면 사실 약은 필요 없다. 음식을 조절하기 전에 스트레스를 줄이는 것이 더 중요하다.

: 불임

● **원인** | 출산 적령기의 여성은 보통 림프구가 많지만, 불임이나 자궁내막증인 사람은 과립구가 많고 림프구가 적은 상태이다. 근심이나 일로 인한 고민, 체질 등이 복합적으로 작용해 교감신경이 긴장 상태가 된다. 과립구에 의해 난소에서 배란이 제대로 되지 않거나, 난관 염증이 일어나고 수정란의 자궁 점막에서 착상이 되지 않기도 한다. 생리를 하면 자궁 벽에서 쓰이지 못하고 죽은 세포들이 밖으로 나오게 되는데 이 과정이 제대로 안되기 때문에 이 덩어리들이 체내의 배 속으로 거꾸로 들어가 자궁내막증이 생긴다.

● **대책** | 교감신경 긴장 상태를 만드는 원인을 제거하는 것이다. 또한 생리 불순을 가볍게 보지 말아야 한다. 특히 자궁이 있는 복부부분과 하체는 항상 따뜻하게 해주는 것이 좋다. 자궁의 상태가 정상적이지 못하기 때문에 체외 수정에 의한 수정란의 자궁 이식을 하는 것도 방법이다.

: 무좀

● **증상** | 발가락, 발바닥, 뒤꿈치에 작은 물집이 많이 생긴다. 물집이 터지면서 증상부위가 쉽게 번지게 된다. 발가락 사이에 잘 생기는 무좀은 발가락 사이에서 하얗게 문드러지면서 진물이 나고 피부가 갈라진다. 발바닥이나 손바닥에 생기는 무좀은 각질이 쌓이면서 피부가 두꺼워지거나 갈라지고 각질이 벗겨진다. 참기 힘든 가려움이 계속되고 나중에는 통증이 생기기도 한다.

● **원인** | 피부사상균(백선균)이라는 진균(곰팡이의 일종)에 의해 생기는 감염증. 백선균은 기온이 높고 습기가 많은 장소를 좋아하고 뒤꿈치나 손가락, 발가락 사이를 특히 좋아한다. 백선균은 각질층을 형성하는 단백질 케라틴을 아주 좋아해

케라틴을 먹이로 삼아 번식한다. 이 역시 교감신경이 위로 올라가서 생기는 것.

- **대책** | 면역력이 강할 때는 문제가 없다. 하지만 면역력이 떨어지고 있을 때 무좀에 걸린 부위와 직접 접촉하거나 무좀이 있는 사람이 사용한 수건이나 슬리퍼를 공동으로 쓰면 옮을 가능성이 있다. 무엇보다 혈액의 흐름을 좋게 하는 것이 중요하다. 발은 항상 건조시킨다.

책을 끝내면서

현대 의료에 대해 '대체'라는 말을 사용하는 대체의료나 대체요법을 부정하는 사람이 있습니다. 하지만 저는 그것이 현대의료에 대신하는 방법을 찾아내고자 하는 좋은 흐름이라고 생각합니다.

대체의료나 대체요법에는 과학적인 근거가 없다고 비판하는 사람도 있지만, 최대한 정확하게 임상시험을 하기 때문에 인정된 의약품과 비교해도 손색이 없습니다. 절대 해를 끼치지 않는다고 확신합니다. 이러한 방법은 기본적으로는 혈액의 흐름을 좋게 하거나 영양분을 보충하거나 면역력을 높여 줍니다. 목적은 하나입니다. 교감신경 긴장 상태를 풀어주고 부교감신경을 위로 끌어 올리는 작용을 하는 것이죠. 몸을 차게 해 증상을 억제하려는 화학약품과는 다릅니다.

어떤 회사는 비싼 건강식품을 팔기 위해 체험담을 꾸미고 거짓말로 효과를 선전하기도 합니다. 그런데 사람들은 의약품과 같이 잘 알고 다뤄야 하는 분야에서 안타깝게도 사기나 불법의 위험성을 심각하게 생각하지 않는 것 같습니다. 예컨대 암에 걸려 항암제를 사용하는 많은 사람이 죽게 되어도, 아토피성 피부염으로 스테로이드를 사용하면서 혹독한 부작용이 생겨도 화제가 되는 경우는 없습니다. 치료하려면 어쩔 수 없다는 생각일까요? 아니면 낫지 않는다는 체념일까요?

대체의료나 대체요법도 무조건 하라는 대로 할 것이 아니라 자기 나름대로 확인하고 판단할 줄 알아야 합니다. 아무리 사용해도 몸에 좋은 변화가 없다면 과감하게 중단할 필요도 있습니다. 몸에 아무리 좋아도 비싼 가격 때문에 물건을 사면서 스트레스를 받았다면 과감하게 환불하고 다른 방법을 찾도록 합니다. 아무리 효과가 좋다고 해도 자신에게는 맞지 않을 수 있습니다. 어떤 한 가지만을 고집하는 것은 위험합니다.

자신의 몸에 있는 증상에서 근본적인 문제가 무엇인지를 차분히 살펴보십시오. 몸이 느끼는 효과와 변화를 나름대로 보고 분석하는 힘을 기를 수 있습니다. 질병을 치료하는 것은 의사도 의료기술도 아닙니다. 이들은 어디까지나 치료를 돕는 매니저 역할을 할 뿐입니다. 자신의 몸을 치료하는 것은 결국 자기 자신입니다. 태어나면서 이미 우리 몸에는 질병을 치료할 수 있는 구조와 힘을 가지고 있습니다. 우리 몸의 면역력에 말을 걸면서 질병의 원인을 제대로 알아보기 바랍니다. 우리 자신의 몸과 마음의 움직임을 믿는 것이 중요합니다.

마지막으로, 호르메시스의 자료를 제공해 준 저선량방사선 연구센터장 이시다 겐지(石田健二) 씨의 협조에 진심으로 감사드립니다.

2007년 10월 아보 도루

|저자소개|

아보 도루

니가타 대학 대학원 의치과학총합연구과 교수.

1947년 아오모리 현 히가시쓰카루 군 태생. 1972년 도호쿠
대학 의학부 졸업. 1980년 미국 앨라배마 주립대학 재학 중
에 '인간 NK세포 항원 CD57에 대한 모노클로널
(monoclonal) 항체'를 제작했다. 1990년 가슴샘외분화T세
포를 발견하고, 1996년 백혈구가 자율신경을 지배하는 메
커니즘을 세계 최초로 해명했다. 2000년에는 말라리아 감
염의 방어가 가슴샘외분화T세포에서 이루어지는 것을 발
견하는 등 면역 분야에서 획기적인 업적을 발표하고 있다.
국제적으로 발표한 논문은 200편 이상, 면역학에 관한 저
서도 다수이다.

한언의 사명선언문

Since 3rd day of January, 1998

Our Mission - · 우리는 새로운 지식을 창출, 전파하여 전 인류가 이를 공유케 함으로써 인류문화의 발전과 행복에 이바지한다.

- · 우리는 끊임없이 학습하는 조직으로서 자신과 조직의 발전을 위해 쉼없이 노력하며, 궁극적으로는 세계적 컨텐츠 그룹을 지향한다.

- · 우리는 정신적, 물질적으로 최고 수준의 복지를 실현하기 위해 노력하며, 명실공히 초일류 사원들의 집합체로서 부끄럼없이 행동한다.

Our Vision 한언은 컨텐츠 기업의 선도적 성공모델이 된다.

저희 한언인들은 위와 같은 사명을 항상 가슴 속에 간직하고
좋은 책을 만들기 위해 최선을 다하고 있습니다.
독자 여러분의 아낌없는 충고와 격려를 부탁드립니다.
· 한언 가족 ·

HanEon's Mission statement

Our Mission - · We create and broadcast new knowledge for the advancement and happiness of the whole human race.

- · We do our best to improve ourselves and the organization, with the ultimate goal of striving to be the best content group in the world.

- · We try to realize the highest quality of welfare system in both mental and physical ways and we behave in a manner that reflects our mission as proud members of HanEon Community.

Our Vision HanEon will be the leading Success Model of the content group.